**HEYNE**‹

### *Danksagung*
Der Autor bedankt sich in erster Linie und ganz herzlich bei Marion Grillparzer für ihre unermüdliche Hilfe beim Verfassen dieses Buches.

### *Wichtiger Hinweis*
Die Ratschläge in diesem Buch sind vom Autor und Verlag sorgfältig erwogen und geprüft. Sie bieten jedoch keinen Ersatz für kompetenten medizinischen Rat. Jede Leserin und jeder Leser ist für sein eigenes Handeln selbst verantwortlich. Alle Angaben in diesem Buch erfolgen daher ohne jegliche Gewährleistung oder Garantie seitens des Verlages oder Autors. Eine Haftung des Autors bzw. des Verlages und seiner Beauftragten für Personen-, Sach- und Vermögensschäden ist ausgeschlossen.

### *Ulrich Strunz*
Jahrgang 1943, praktizierender Internist, Orthomolekularmediziner und Bestsellerautor, entwickelte das Forever-Young-Erfolgsprogramm für körperliche und geistige Höchstleistungen. Er begeistert in Seminaren, Vorträgen und zahlreichen TV-Auftritten Jahr für Jahr Zehntausende von Menschen und führt sie in ein neues, gesundes und schlankes Leben. In seiner Altersklasse gehört er zur Weltspitze der Ultra-Triathleten.

# dr. ulrich strunz
# die diät
# praxis buch

**schnell und gesund abnehmen**

**mit dem 10-tage-fatburning-aktiv-programm**

**143 schlankheitstipps**

WILHELM HEYNE VERLAG
MÜNCHEN

HEYNE RATGEBER
08/5401

Umwelthinweis:
Dieses Buch wurde auf chlor- und säurefreiem Papier gedruckt.

Originalausgabe 2/2003

Copyright © 2003 by Ullstein Heyne List GmbH & Co. KG, München.
Der Wilhelm Heyne Verlag ist ein Verlag der Verlagsgruppe
Ullstein Heyne List GmbH & Co. KG.
http://www.heyne.de

Printed in Germany 2003

Die Verwendung der Texte und Bilder, auch auszugsweise, ist ohne Zustimmung des
Verlages urheberrechtswidrig und strafbar. Das gilt auch für Vervielfältigungen,
Übersetzungen, Mikroverfilmungen und die Verbreitung mit elektronischen Systemen.

Umschlaggestaltung: Martina Eisele, Grafik-Design, München
Satz und Lithos: LVD GmbH, Berlin
Druck und Bindung: GGP Media, Pößneck

ISBN: 3-453-86229-5

# Inhalt

**Vorwort**  8

**Generation XXX-L**  10

News vom Land der dicken Hinterteile  10
Wie sieht es bei uns aus?  12
Good News: Sein Fett kann man wieder los werden  13
Hormone fallen nicht vom Himmel  14
Test: Sind Ihre Hormone im Gleichgewicht?  15
Vital-Fatburning  16
Wann und warum nimmt man mit
Vital-Fatburning ab?  16
Die Wandlung: ein Erlebnisbericht von Karin Milewski  18
So sieht ihr Vital-Fatburning-Tag aus  24
So bereiten Sie sich auf die Vital-Fatburning-Diät vor  26
Die Sache mit dem Kilo-Erfolg  28
Die ersten Schritte zur Fettverbrennungsmaschine  30
Das Geheimnis: Und Louis hat uns ausgelacht  32

**Erfolgsformeln für ein schlankes Leben**  34

Erfolgsformel 1: Sie locken die richtigen Hormone  34
Ein Überblick: Hormone, die im Fettstoffwechsel
mitmischen  36
Erfolgsformel 2: Sie verstehen, abnehmen heißt
nicht weniger, sondern mehr!  39

Warum viele Diäten sinnlos sind  39
Fatburner-Cocktail: Wer schlank werden will, braucht …  40
Erfolgsformel 3: Sie kennen das einfachste
Schlankgeheimnis, es heißt »Eiweiß Acht«  42
Das kleine Wunder namens Carnitin  47
Erfolgsformel 4: Sie wissen »künstliche« Kohlenhydrate
mästen den Menschen  50
Erfolgsformel 5: Sie ahnen, Fett macht nicht fett  56
Erfolgsformel 6: Sie zapfen die richtigen
Tankstellen an  60
Erfolgsformel 7: Sie kennen die Schlankbotschaft:
»Mensch, ärgere dich nicht«  63
Erfolgsformel 8: Sie meiden Fett nicht,
Sie verbrennen es  66
Trendsport: Nordic Walking  70
Das Ziel für viele heißt: Laufen  73
Tipps für den Stockkauf  74
Der Puls, mit dem Sie Fett verbrennen  75
So spüren Sie Ihren Grenzpuls auf  76

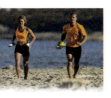

## *Achtung, fertig, los …*
## *Der Start in ein neues schlankes Leben*  80

Das Vital-Fatburning-Aktiv-Programm  82
Welcher Fitness-Typ sind Sie?  86
Schneller ans Ziel mit der richtigen Technik  88
Dehnen nicht vergessen  95
Die neun wichtigsten Dehnübungen  96
Mini-Workout für Maxi-Muskeln  98
Das 10-Tage Vital-Fatburning-Ernährungs-Programm  101
*Der Eiweiß-Shake*  103
*Die Power-Soup*  104
*Der Magic-Fruitmix*  107
Diese Power steckt im Eiweißshake  110
Einkaufsliste  113
Fatale Fallen: der Zyklus und der Frust  115

Die 10-Tage-Vital-Fatburning-Aktiv-Programme 117
*Das Programm für Walker / Nordic Walker* 117
*Das Programm für Laufeinsteiger* 118
*Das Programm für gestandene Läufer* 119
Die 10-Tage-Programme 121
Learning by Running: vom Couchpotato zum Jogger 136

## *Für immer schlank – 143 Tipps* 140

Insulin: Süße Schritte in ein neues, schlankes Leben 140
Tabelle: Lebensmittel und GI 144
Schlankhormone: Tanken Sie Eiweiß-Power 145
Tabelle: Wertvolle Eiweißquellen 148
Wachstumshormon: Locken Sie den
Fettverbrenner 148
Fett & Eicos: Hüpfen Sie über die Fettnäpfchen
des Lebens 151
Tabelle: Fettnäpfchen & magere Alternativen 154
Testosteron : So bringen Sie mehr Power ins Spiel,
das Leben heißt 156
Östrogen: Zu viel vom Schönheitshormon
macht dick 157
Schilddrüsenhormone: So bringen Sie Ihre
Energie-Zentrale auf Trab 158
Cortisol: Contra dem Stresshormon 159
Vitalstoffe: Schlankmacher aus dem
Reich der Pflanzen 161
Flüssigkeit: Zapfen Sie die richtige Tankstelle an 164

## *Nachschlag:*
## *Briefe und E-Mails an Dr. Strunz* 166

Literatur 174
Bildnachweis 174
Sachwörterverzeichnis 175

# Vorwort

Sie wollen abnehmen? Kein Problem. Funktioniert. Haben wir gerade beispielhaft in der Presse an Modezar Karl Lagerfeld gesehen. Er verlor 42 Kilo in einem Jahr. Und wie? Mit dem Motiv: Ich möchte andere, jüngere Kleider tragen. Und mit Eiweiß. Morgens, mittags, abends Eiweiß. Das macht schlank. Das schafft nicht nur Karl Lagerfeld. Das schafft jeder – der eine langsamer, der andere schnell. Zum Beispiel Paul Hoyer aus Frankfurt. Er schrieb mir, nachdem er mein Buch »Die Diät« gelesen, verstanden und angewandt hat: »Ich habe 10 Tage lang 4mal am Tag den Eiweißdrink und sonst 3 Liter Wasser getrunken und dazu ausschließlich sehr viel Obst und Gemüse gegessen. Jeden Morgen vor dem Frühstück bin ich 30 Minuten gelaufen und habe die ersten 10 Tage 10 Kilo abgenommen. Dann habe ich die Intervall-Diät gemacht und bis jetzt 17 Kilo abgenommen...«. Sie fragen sich: Ist das nicht gefährlich? Nein. Übergewicht ist gefährlich. Der größte Gesundheitsräuber ist das Übergewicht, sagt die Weltgesundheitsorganisation (WHO). Übergewicht mit seinen unvermeidlichen Folgeerkrankungen hat bereits die bisher führenden Infektionskrankheiten wie Malaria, Tbc, Aids weit überrundet.

**Übergewicht ist eine Epidemie**
Die Fettsucht, die Adipositas, das Übergewicht wird in USA als Epidemie bezeichnet. Dem können Sie vorbeugen, indem Sie nicht Jahresring für Jahresring anlegen und irgendwann feststellen: *Jetzt bin ich chronisch krank, weil mein Körper ein Fettfass ist.* Sie können Übergewicht auch wieder loswerden. Indem Sie Ihr Fett verbrennen. Dieses Büchlein ist eine Anleitung für all jene, die schnell etwas für ihre Gesundheit tun wollen. Nur: Tun müssen Sie. Das kann ich Ihnen nicht abnehmen. Ich könnte Ihnen Pillen verschreiben. Das will ich nicht. Sondern ich kann Sie anleiten, selbst etwas zu tun. Ich kann Ihnen mein Wissen vermitteln, Ihnen aus meiner Erfahrung mit Patienten berichten. Dazu gehört auch meine persönliche Erfahrung mit Eiweiß. Schon seit Jahrzehnten ist belegt: dass Eiweiß den Appetit zügelt, den Körper während der Abnehmphase

davon abhält, seine Muskeln abzubauen. Dass Eiweiß die Grundlage von Schlankhormonen wie Testosteron und Wachstumshormonen ist. Neu ist, dass Eiweiß plus Carnitin das Abnehmen noch mal beschleunigt. Ich kann Ihnen also Wissen vermitteln, mehr als in Büchern steht. Erfahrenes Wissen, gemessene, selbst gemessene Daten, die Sie ein bisschen motivieren, etwas in Ihrem Leben zu ändern – doch ausprobieren müssen Sie es selbst.

**Bringen Sie Bewegung ins Leben**

Wenn Sie den Gesundheitsräuber »Übergewicht« vertreiben wollen, dann müssen Sie Bewegung in Ihr Leben einbauen. Und irgendwann werden Sie spüren, dass es kein Müssen ist, sondern ein Wollen.
Auch dieses Buch ist im Grunde ein Lauf-Buch. Denn das, was ich den Menschen verschreibe, sind Joggingschuhe und Shorts. Wer da hineinschlüpft, hat die Basis für ein gesundes, glückliches, schlankes Leben. Der Rest, wie zum Beispiel die Lust auf gesundes Essen, kommt dann ganz von selbst. Sicher, wenn Sie den Gesundheitsräuber »Übergewicht« schneller vertreiben wollen, dann müssen Sie auf dem Teller gleich etwas

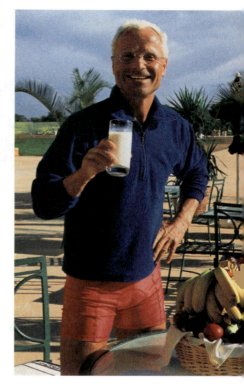

ändern. Auch hier werden Sie irgendwann spüren, dass es kein Müssen mehr ist, sondern ein Wollen. Probieren Sie es aus. Lassen Sie Ihren Körper sprechen. Und dann sind Sie bitte mal stolz auf sich!

*Ihr Ulrich Strunz*

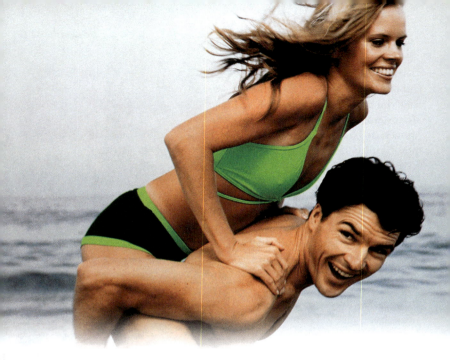

# Generation XXX-L

In meinem Buch »Die Diät« schrieb ich im Jahr 2002: »Wenn es um das Gewicht der Nation geht, gibt es nur eine gute Nachricht: Schaufensterpuppen haben im letzten halben Jahrhundert zehn Zentimeter um die Taille verloren.

Nur wir waren noch nie so dick wie heute: trotz Schlankpillen der Pharmaindustrie, trotz Light-Produkten der Nahrungsmittelindustrie, trotz Vier-Milliarden-Investitionen in Mittelchen der pfundig florierenden Diät-Industrie. (…) Die Europäer sind nicht weit entfernt von der, wie eine US-Psychologin sarkastisch sagt, »fettesten Gesellschaft, die jemals auf der Erde existiert hat«.

## News vom Land der dicken Hinterteile

Was gibt es Neues im Land der »Unbegrenzten Hinterteile«? (Spiegel 24/2002). Mittlerweile gelten 60 Prozent der Erwachsenen und 13 Prozent der Kinder und Jugendlichen in denUSA als übergewichtig. Der Fettberg der Nation wächst und wächst. Übergewichtig heißt nicht etwa das Mittlere-Jahre-Ringlein um die Hüfte. Das Pölsterchen am Po. Die Pfündlein zu viel. Übergewichtig heißt fett, richtig fett. Fettsüchtig. Dagegen lässt man sich dann einen Magenbypass legen. Damit nicht mehr so viel doppelte Cheeseburger reinpassen. Etwa 60 000 Amerikaner lassen sich den Magen mit einem Band künstlich verkleinern. »Amerika brodelt im eigenen Fett«, schreibt das Wochenmagazin. Mit dem Gewicht steigen Blutdruck, Herzinfarktgefahr und Diabetesrisiko drastisch an. Und jedes Jahr sterben 300 000 US-Bürger an den Folgen.

Und das viele Fett ist teuer. 117 Milliarden Dollar im Jahr kostete die Behandlung der Übergewichtigen. Zehnmal so viel wie die Großmacht an hungernde Kinder in der Dritten Welt zahlt. Amerikas oberster Gesundheitshüter David Satcher erklärte Fettleibigkeit zur nationalen Epidemie. Und das rüttelte den US-Rechtsprofessor John Banzhaf wach. Er führte drei Jahrzehnte lang einen Krieg gegen die Tabakindustrie, erkämpfte Milliarden-Entschädigung. Nun ist die Fast-Food- und Limonadenindustrie dran. Und irgendwann wird auf Pizza, Burger und Co. stehen: »Der Gesundheitsminister warnt: Essen gefährdet Ihre Gesundheit.«

Woran liegt das? Auch das kann man in der US-Presse lesen, in der renommierten New York Times. Dort steht nämlich geschrieben: Seit in den USA »Low Fat« propagiert wird, breiten sich die Fettsuchtepidemie aus und mit ihr die Diabetes-Typ-2-Erkrankungen. Dieser Meinung ist auch Walter Willet, Chef des Department of Nutrition an der Harvard-Universität. Er leitet die weltweit größte Studie mit rund 300 000 Testpersonen. Daten aus seiner Studie bestreiten, dass Fett schlecht für den Menschen ist. Raffinierte Kohlenhydrate mästen den Menschen.

Warum sagt das keiner laut? Ganz einfach: Kohlenhydrate sind billig zu produzieren, versprechen den höchsten Profit. Und mit Low Fat kann man Designer-Lebensmittel mit witzigen Namen auf den Markt bringen, die sich gut verkaufen – und weil man nicht satt wird und ein gutes Gewissen hat, isst man die zweite Portion halt auch. Seit dem Tag, an dem Fett der Stempel »ungesund« aufgedruckt wurde, stieg die Nahrungsaufnahme um

# Generation XXX-L

400 Kalorien pro Tag. Warum? Darauf haben die Hormonexperten, die Endokrinologen, eine Antwort: Weil man nicht satt wird. Das liegt am Insulin. Mit raffinierten Kohlenhydraten namens Brot, Reis, Nudeln, Glukosesirup in Fruchtsaft, Limonaden und Co. lockt man den ganzen Tag über Insulin. Das macht ständig Heißhunger. Und solange Insulin im Blut schwimmt, wird kein Gramm Fett abgebaut.

## Wie sieht es bei uns aus?

Nicht viel anders. In einer Ärztezeitung stand kürzlich, dass Normalgewichtige mittlerweile in Deutschland in der Minderheit sind. Die Zahl der adipösen Kinder hat sich in den vergangenen 20 Jahren sogar verdoppelt. Die Adipositas sei eine »unbeachtete Katastrophe«, sagten Experten beim letzten Ärztekongress im Mai 2002 in Berlin. In Deutschland sind 67 Prozent der Männer und 52 Prozent der Frauen übergewichtig. 18 Prozent der Kinder und Jugendlichen in Deutschland (in der Schweiz 28 Prozent) leiden an Übergewicht. Schulanfänger haben heute einen um 66 Prozent höheren Fettanteil als noch 1978. 65 Prozent aller Todesfälle gehen auf das Konto: langsamer Selbstmord mit Messer und Gabel – und, auch das sollte nicht vergessen werden: auf Bewegungsmangel. Laut Weltgesundheitsorganisation verdoppelt die Trägheit das Risiko für Herz-Kreislauf-Erkrankungen, Diabetes und Krebs. Fünf Kilo Übergewicht erhöhen das relative Krebsrisiko bei Männern um 36 Prozent und bei Frauen um 80 Prozent. Das stellten Forscher der University of Bristol gerade fest. Das ist doch unglaublich und dem ist so einfach entgegenzusteuern: Die WHO empfiehlt –

*Der eigene Fernseher im Kinderzimmer macht Kinder dick.*

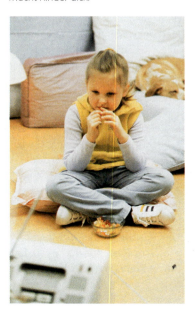

## NACHSCHLAG

**Fernsehen macht dick**
Das US-Fachmagazin »Pediatrics« stellte jüngst eine Studie der Columbia-Universität vor: 40 Prozent aller Kinder unter fünf Jahren haben einen eigenen Fernseher im Zimmer. Und die meisten dieser Kinder sind dick. Und auf den TV-gemästeten Hüften der Eltern sieht es nicht anders aus. Dass Fernsehen dick macht, ist nichts Neues. Neu ist: Mittlerweile konsumieren schon Zweijährige den Stoff aus der eigenen Glotze, statt sich zu bewegen. Statt zu spielen, zu springen, zu hüpfen, zu laufen. Die Super-Moby-Dicks von morgen wachsen heran.

wie ich im übrigen auch – 30 Minuten bewegen täglich. 30 Minuten – das ist doch nicht viel! Nur: In Deutschland tun das nur 13 Prozent der Erwachsenen – aber es werden täglich mehr. Wetten dass...?
Freilich müssten sich unsere Ernährungsexperten, die ihr Wissen sogar in die Schulen tragen, mit dem Thema auseinander setzen und endlich die Wahrheit propagieren: Vorsicht mit Kohlenhydraten. Nur, so fragt die New York Times: »Was macht man mit den Low-Fat-Geschädigten? Sich entschuldigen?«

## *Good News ...*

### Sein Fett kann man wieder loswerden

In jedem Alter. Für Kinder empfehle ich eine gesunde, abwechslungsreiche, natürliche Ernährung – und eingeschränkten Fernsehkonsum. Dann wacht nämlich der natürliche Bewegungsdrang wieder auf. Das tut er nämlich ohne Teletubbies. Erwachsenen empfehle ich das Gleiche, und vorher eine Blitzdiät. Ja, Sie lesen richtig: eine Blitzdiät – so etwas, vor dem alle anderen Ernährungsexperten warnen. Tu ich nicht. Empfehle ich ausdrücklich. Ich weiß nämlich: Sie haben wenig Geduld. Und wollen nicht auf das eine Kilo im Monat warten. Das erleben Sie nicht, weil Sie ohne Erfolg nicht motiviert sind, etwas im Leben zu ändern. So ist der Mensch leider gebaut.
Ich empfehle: Nehmen Sie mit der Minidiät ein paar Kilos ab. Auf die blitzschnelle, aber trotzdem gesunde Art – mit dem Vital-Fatburning-Programm. Die Formel, die dahinter steckt, heißt: Schlank = Eiweiß plus Vitalstoffe plus Bewegung. Und das Geheimnis: Sie verbrennen Ihr Fett. Mit Gemüse, Obst, Eiweißshakes, kleinen Anti-Stress-Techniken – und Bewegung. Was steckt dahinter? Hormone.

# Generation XXX-L

## *Hormone fallen nicht vom Himmel*

Hormone bestimmen unser Leben. Unser Aussehen, unser Denken, unseren Charakter – und sie sind verantwortlich für unser Gewicht. Der wunderschöne Buchtitel »Die Moleküle der Gefühle« lässt doch auch Sie aufhorchen… Hormone fallen nicht vom Himmel wie der Regen, sondern werden von unserem Körper gemacht. Und diesen Prozess können wir beeinflussen. Tun wir auch. Jeden Tag. Durch die Art und Weise, wie und was wir essen. Hormone, wie auch unser ganzer Körper, werden aus Molekülen gebastelt, die wir erst essen müssen.

Das machen wir uns in der Regel nicht klar. Dabei ist diese Erkenntnis eine Sensation. Wir haben unseren Hormonhaushalt, also unser Aussehen, unser Denken, unseren Charakter in der Hand. Und unser Gewicht auch.

## Das Auf und Ab der Hormone

Vier Dinge bringen den Hormonhaushalt aus den Fugen und steuern den gesamten Stoffwechsel in Richtung dick:
- Stress,
- Bewegungsmangel,
- ein Defizit an bestimmten Vitalstoffen,
- Falsches Essen und Trinken.

Drei Dinge bringen den Hormonhaushalt in Ordnung
- Die Hormon-Stimulation durch Bewegung, Anti-Stress-Techniken, Vitalstoffe, richtiges Essen.
- Hormone aus der Natur: Pflanzen liefern z. B. Phytohormone, die schlank und jung halten.
- Hormon-Ersatztherapie: Der Anti-Aging-Mediziner misst den Hormonstatus und füllt Defizite auf. Die Therapie sorgte aber in letzter Zeit wegen der Nebenwirkungen (z. B. Erhöhung des Risikos für Herzinfarkt und Schlaganfall) für Schlagzeilen.

Natürlich ist es besser, den aus den Fugen geratenen Hormonhaushalt auf dem natürlichen Weg wieder ins Gleichgewicht zu bringen. Und glauben Sie mir: das funktioniert. Das funktioniert sensationell. Diese Erkenntnis hat

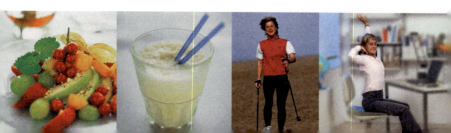

## TEST

**Sind Ihre Hormone im Gleichgewicht?**

Beantworten Sie die folgenden Fragen ehrlich:

Ich bin öfter mal nervös. ja ☐ nein ☐
Meine Arbeit stresst mich. ja ☐ nein ☐
Ich leide häufiger unter Migräne.
ja ☐ nein ☐
So richtig zufrieden bin ich nicht immer.
ja ☐ nein ☐
Ich fühle mich öfter matt.
ja ☐ nein ☐
Meine Muskeln sind nicht mehr das, was sie mal waren. ja ☐ nein ☐
Meine Kondition lässt zu wünschen übrig.
ja ☐ nein ☐
Ein kleines Bäuchlein habe ich schon.
ja ☐ nein ☐
Ich habe Probleme mit dem Gewicht.
ja ☐ nein ☐
Ich bin öfters mal erkältet.
ja ☐ nein ☐
Meine Haut ist schlaff. ja ☐ nein ☐
Lust auf Sex? ja ☐ nein ☐
Meine Schlagfertigkeit ist nicht mehr das, was sie mal war. ja ☐ nein ☐
Ich muss mir häufiger als früher Dinge notieren. ja ☐ nein ☐
Traurig, depressiv? Auch das trifft immer mal wieder auf mich zu.
ja ☐ nein ☐

nicht nur mein Leben völlig verändert. Dieses Wissen gebe ich täglich weiter. Und freue mich mit an den Mundwinkeln, die langsam wieder nach oben wandern.

### Auswertung

Jede Frage, die Sie mit Ja beantwortet haben, ist ein Zeichen dafür, dass Ihre Hormone nicht mehr so ganz für Ihre Jugend, Ihre Vitalität, Ihre Gesundheit, Ihr Glück und Ihre schlanke Linie ackern. Tun Sie was für sich. Für sich! Entdecken Sie das, was Psychologen »gesunden Egoismus« nennen. Wenn nicht jetzt, wann dann???

### Und lesen Sie ...

Wenn Sie Lust haben, etwas ändern zu wollen im Leben, dann lesen Sie derweilen mein dickes Buch vom Abnehmen, »Die Diät«. Und stellen Sie Ihre Ernährung um. Diät heißt nämlich nicht eine Woche oder ein Monat Askese. Diät heißt Lebensweise – oder wie die Zeitschrift »fit for fun« es zum Ausdruck brachte: Strunz ist Lifestyle! Egal ob Lebensweise oder Lifestyle, wichtig ist einzig: Richtig essen und trinken plus Bewegung kann Sie fröhlich machen, zufrieden – völlig unbeschwert.

## Vital-Fatburning

### Wann und warum nimmt man mit Vital-Fatburning ab?

Statt Jahr für Jahr einen Ring Winterspeck anzulegen, tun Sie etwas dagegen. Sie legen einfach ein paar Tage Vital-Fatburning ein und schlagen überflüssige Pfunde in die Flucht.

Immer wenn die Fettwaage zu viel vom Altmacher in Ihrem Körper entdeckt, legen Sie ein paar Tage Vital-Fatburning ein. Das nimmt Ihnen Ihr Körper nicht übel. Im Gegenteil: Nicht Abnehmen ist gefährlich, sondern Übergewicht. Natürlich sollten Sie nach dem Vital-Fatburning-Programm nicht weitermachen wie zuvor. Wenn Sie Ihre Lebensweise nicht umstellen, von Sesselsitzen auf Waldlaufen, von Braten auf Fisch, von Pommes auf Äpfel, dann kommen die Pfunde wieder. Ab Seite 140 finden Sie 143 Tipps, die Ihnen helfen, Ihr Leben umzustellen, auf »Fettverbrennung«, auf »Für immer schlank«.

### Die Pluspunkte von Vital-Fatburning

▶ Kein Ökoprogramm: Der Grundumsatz sinkt nicht. Intensives Training verhindert, dass der Körper auf sein Ökoprogramm schaltet. Der Stoffwechsel läuft weiter auf Hochtouren. Auch nach der Diät.

▶ Kein Muskelabbau: Die Zufuhr von Reineiweiß – in Form eines Eiweißpräparates aus der Apotheke – hält den Körper davon ab, seine Fettöfchen zu vernichten. Muskel- und anderes Körpereiweiß wird nicht angegriffen. Und: Eiweiß + Carnitin beschleunigen die Kalorienverbrennung im Körper.

▶ Vitalstoffe satt: Die Power-Soup und der Magic-Fruitmix (Rezepte Seiten 104, 107), die Sie zusätzlich zum Eiweißshake genießen, versorgen den Organismus mit lebenswichtigen Vitalstoffen aus Obst und Gemüse, wertvollen Pflanzeninhaltsstoffen, Vitaminen, Fettsäuren und Mineralien.

▶ Entgiftung. Mit dem Fett verschwinden auch Giftdepots. Damit alles rasch den Körper verlässt, unterstützen Sie ihn mit mindestens drei Litern Flüssigkeit pro Tag.

▶ Kein Hunger. Sie nehmen nur Flüssigkeit auf – haben keinen Hunger und fühlen sich wie beim Fasten bereits nach zwei Tagen euphorisch.

▶ Schlichtweg praktisch. Sie können die Diät überall und immer durchführen. Sie haben einfach Ihren Eiweißshaker dabei und eine Thermoskanne mit dem Schlankelexier Ihrer Wahl: Power-Soup oder Magic-Fruitmix.

# Vital-Fatburning

## Das Programm, das zum Erfolg führt

▶ **Erfolgsformel 1:**
Sie locken die richtigen Hormone. Siehe Seite 34.

▶ **Erfolgsformel 2:**
Sie verstehen, abnehmen heißt nicht weniger, sondern mehr! Siehe Seite 39.

▶ **Erfolgsformel 3:**
Sie wissen, die einfachste Schlankformel heißt: Eiweiß Acht plus Carnitin. Warum, lesen Sie ab Seite 42.

▶ **Erfolgsformel 4:**
Sie denken um. Zucker mästet den Menschen. Seite 50.

▶ **Erfolgsformel 5:**
Sie ahnen: Fett macht nicht fett. Seite 56.

▶ **Erfolgsformel 6:**
Sie zapfen die richtige Tankstelle an. Trinktipps finden Sie ab Seite 60.

▶ **Erfolgsformel 7:**
Sie kennen die Anti-Fett-Formel: Mensch ärgere dich nicht. Entspannungstechniken Seite 63.

▶ **Erfolgsformel 8:**
Sie meiden Fett nicht, Sie verbrennen es – Sie walken oder laufen. Lesen Sie alles über Nordic-Walking ab Seite 66. Und machen Sie den Fitness-Test, ob Sie Läufer oder Walker sind.

▶ Der schnelle Erfolg, ein bis zwei Pfund Gewichtsverlust pro Tag, beflügelt weiterzumachen.

▶ Der große Erfolg motiviert Sie, die neu gewonnene Leichtigkeit zu erhalten. Sie ändern etwas in Ihrem Leben. Bauen Bewegung ein – und Wissen.

**Erstens:** Das Urwissen Ihres Körpers: »Das tut mir gut!«
Und **zweitens** das Wissen aus diesem Büchlein, wie Sie schlank bleiben.

**POWER-SOUP:**
Die pürierte Gemüsesuppe stillt den Hunger und versorgt alle Körperzellen mit Vitalität.

**MAGIC-FRUITMIX:**
Der Obstdrink aus dem Mixer ist mit seinen Fatburnern und Vitalstoffen eine Lebensversicherung für Ihre Körperzellen.

**EIWEISS-SHAKE:**
Sie nehmen ab, während Sie trinken.

# Die Wandlung

**EIN ERLEBNISBERICHT VON KARIN MILEWSKI**

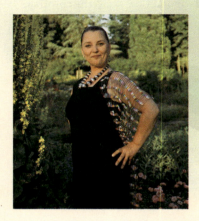

**M**eine Güte, irgendwann arrangiert man sich doch mit den Pfunden, oder nicht? Schließlich ist es ja kein Geheimnis, dass man in der Regel mit zunehmendem Alter nicht gerade schlanker wird. Seit die Molly-Schick-Mode erfunden wurde, kann frau sogar der bislang magischen Grenze von Kleidergröße 42 getrost etwas gelassener harren. Es gibt auch Fummel über Fuffzig. Wir müssen also gar nicht mehr rank und schlank werden. Pfundig darf die Dame sein, mollig und gewichtig. Rosige Zeiten! Und überhaupt kein Grund zum Abnehmen.

### Nur, was zu viel ist, ist zu viel
Wenn da nur mein Arzt nicht wäre. Sagt der doch unmissverständlich: »Frau M., jetzt haben wir aber alle Risikofaktoren für Herzinfarkt und Schlaganfall zusammen.« Entsprechende Krankheitsgeschichten in der Familie, erhöhter Cholesterinspiegel, Bluthochdruck. Und nun auch noch Übergewicht. Zehn Kilo. Während mir der Internist noch erklärt, dass sich das gesundheitlich gefährlichste Fett am mittleren Ring anlagert (ich hätte nicht vermutet, dass es da Unterschiede gibt), gehe ich schon mein Sündenregister durch. Okay, ich rauche, bewege mich eher wenig, lass es mir schmecken. Ich muss was tun. Und handele den Kompromiss mit meinem Arzt aus: Erst abnehmen, mehr Bewegung, langfristig ausreichend, aber ausgewogen essen lernen, um später das andere Großprojekt in Angriff zu nehmen: Nikotinentzug. Wenn ich erst einmal »gesund« lebe, soll er mir sogar leichter fallen. Wollen's hoffen.

### 'ne ganze Kiste muss weg!
Zehn Kilo müssen also nach ärztlicher Empfehlung »erst mal« runter. Die entsprechen vierzig Päckchen Butter oder zehn Literflaschen Cola, Limo, meinetwegen auch Mineralwasser. Zehn Kilo, ein weit gestecktes Ziel. Nachdem es erreicht ist, verbleiben immer noch 130 Pfund Lebendgewicht. Sollte reichen bei einer Größe von 163 Zentimetern. Keine leichte Aufgabe: Abschied von den richtigen zehn Kilo an den richtigen Stellen mit der richtigen Methode. Und die wäre?

## Carnitin-Eiweiß, ein Buch und Gudrun

Zufälle gibt es nicht. Nach dem Arztbesuch treffe ich meine Freundin Gudrun, die für den Buchverlag arbeitet, in dem vor nicht allzu langer Zeit die Strunz-Diät erschienen ist, ein ebenso Mut machendes wie erfolgreiches und dickleibiges (1,147 kg) Werk, das alles enthält, was es über gesunde Ernährung zu wissen gibt.

▶ Und übers Abnehmen.
▶ Auf dem neuesten Stand.

Ich erzähle ihr von Risikofaktoren und von meinem Vorhaben, zehn Kilo abzuzwacken. Berichte auch von den Vorschlägen meines Arztes, durchs tiefe Tal einer eiweißreichen Diät zu gehen, um hinterher nur noch bewusst, gesund und ballaststoffreich zu genießen.

Die Erwähnung von Eiweiß ruft die ganze Gudrun auf den Plan. »Ich wüßte da was«, sagt sie. Kurz und gut, sie legt mir nahe, es mit der Strunzschen Diät zu versuchen, die sich, soweit ich das als Essensfachfrau und Ernährungslaie beurteilen kann, nur geringfügig von den Vorschlägen meines Arztes unterscheidet.

▶ Bloß, dass sie schneller gehen soll.
▶ Und konsequenter ist.
▶ Und höhere Anforderungen an meine Disziplin stellt.

## Der Einstieg in den Umstieg

Mein Arzt nämlich meinte, dass ich täglich drei Mahlzeiten zu mir nehmen sollte, nicht mehr und nicht weniger: zwei in Form eines Eiweißkonzentrates, eingerührt in fettarme Milch, fettarmen Joghurt oder fettarmen Kefir, und eine als so genannte Mischkostmahlzeit – zuckerarm, kohlenhydratreich, fettarm. Eine Portion Nudeln etwa mit frischen Tomaten und einem Tröpfchen Olivenöl.

Bei Dr. Strunz steht Eiweiß auch ganz vorn, aber an die Stelle der einmaligen Mischkostmahlzeit treten in seinem Turbo-Konzept das wunderbare Gemüsesüppchen beziehungsweise ein Fruchtmix (Rezepte ab Seite 104).

Von dem man immer nehmen soll, wenn der Hunger kommt. Nicht nur einmal.

Und Bewegung.

Obwohl ich von Körpervorgängen wie Fettverbrennung (überhaupt: Stoffwechsel) nicht viel verstehe, leuchtet mir die Idee ein. Ich versuch's mal. Und verspreche Gudrun, sie auf dem Laufenden zu halten.

## Das Abenteuer nimmt seinen Lauf

Und ich bin bereit, mich auf eine ganz neue Erfahrung einzulassen. Nehme meinen Leib nicht länger als gegeben hin. Freue mich auf »die, die ich sein könnte«.

Allein der Vorgeschmack darauf, mit meinem Gewicht auch andere Teile von mir sozusagen in die eigene Hand zu nehmen, steigert mein Energieniveau. Jetzt herrscht die reine Lust. Die Lust auf Veränderung. Schon bevor irgendetwas Äußerliches passiert, scheint sich ein Schalter umzulegen. Ich kaufe mir ein duftendes Körperöl – empfiehlt sich bei Wandlungen aller Art, nicht zuletzt aber denen des Umfangs – und salbe mich. Es kann losgehen.

**Mein neuer Begleiter oder: das Pulver in meiner Tasche**
Mein Leben dreht sich ab sofort um Aminosäuren. Achtzehn verschiedene verbergen sich in meinem Powereiweiß. Wozu sie im Einzelnen gut sind, wissen die Ärzte besser – und Dr. Strunz erklärt es uns ja in diesem Buch. Im Moment interessiert mich allerdings etwas anderes sehr viel mehr: Wie schmeckt das Zeug eigentlich? Ich feuchte einen Mittelfinger an, tunke ihn in das cremeweiße Pulver und lecke daran. Würde mal sagen: geht so. Hab's mir schlimmer vorgestellt. Gar nicht mal so schlecht.
Mal ehrlich: Eigentlich hasse ich H-Milch (fettreduziert oder nicht). Aber mit Vanillegeschmack (kommt vom Pulver) schmeckt sie fast erträglich. Im Gegenteil: Der empfohlene Schlummertrunk mit Honig und Zitronensaft ist schon sehr gut.
Ach so: Ein Tipp noch, bevor ich's vergesse. Wenn Sie's auch mal ausprobieren wollen, schaffen Sie sich einen Mixbecher an (manche Hersteller von Proteinpulver führen sie im Angebot, sonst finden Sie ihn auch in jedem Haushaltswarengeschäft oder Kaufhaus). Damit mischt es sich einfach besser.
Und noch ein kleines Geheimnis: Es werden Aromastoffe auf Alkoholbasis angeboten. Man kann acht Tropfen in den Shake geben. Reine Chemie, wie ich mir habe sagen lassen, für die geschmackliche Abwechslung aber nicht verkehrt.
An den Eiweißmahlzeiten wird mein neues Leben also nicht scheitern.

**Genug ist nie genug**
Eine Herausforderung ganz anderen Kalibers ist die Flüssigkeitszufuhr. Und die soll ja gerade bei dem Prozess, auf den ich mich nun eingelassen habe, von besonderer Bedeutung sein. Drei Liter täglich! Frei heraus: Ich trinke *immer* zu wenig. Auch schon unter »normalen« Ernährungsbedingungen. Kann mir noch so oft sagen: Kaffee gilt nicht. (Im Gegenteil!, sagen die Experten. Entwässert noch zusätzlich.) Ich komm nicht so recht an Wasser ran. Irgendwie rutscht's immer nicht. Wenn schon – dann nur mit Zitrone. Ist gestattet, zum Glück!

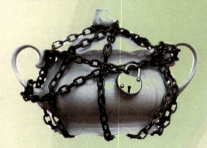

## Bloß kein Zucker »in between«

Was Strunz sicher nicht meint, glaube ich, ist Apfelschorle. Kein Säftchen zwischen den Mahlzeiten, lautet jedenfalls das Credo meines Arztes, nicht einmal verdünnt. Und dabei dachte ich immer, genau das täte mir gut. Wo ich schon so wenig trinke. Doch die Erklärung leuchtet mir irgendwie ein: Der Zucker im Apfelsaftgetränk animiert die Insulinproduktion. Und wo Insulin, da keine Fettverbrennung.
Richtig, Dr. Strunz?

## »Und, wie geht's dir?«

Danke, mir geht's gut. Richtig gut. Ich fühle mich drahtiger, energiegeladener. Hunger habe ich so gut wie nie, mein gewohntes Essen fehlt mir nicht. Allerdings verfüge ich über einen Luxus, den vielleicht nicht jede ihr Eigen nennt: Ich habe eine Stammkneipe – ein Gartenlokal. Es war kein Problem, den Wirtsleuten zu erklären, dass ich dabei bin, meine Essgewohnheiten zu verändern, und deshalb für einige Zeit bedeutend weniger konsumiere – abgesehen von Mineralwasser, versteht sich. Dort kann ich mir auch ungestört meinen Eiweiß-Drink anrichten, wenn mir danach ist, und muss dabei nicht auf schöne Abende mit Freunden verzichten. Und die haben Verständnis für meinen »Drink«.
Ansonsten ist mir so, als würden die Hosen schon lockerer sitzen. Und, ob Sie's glauben oder nicht: Die Schuhe werden weiter.

## »Hast du schon abgenommen?«

Ich habe ja schon erzählt, dass Gewichtsreduktion noch vor wenigen Wochen überhaupt nicht auf meinem Plan stand. Aber jetzt will ich's wissen. Wenn schon, denn schon. Und ich gehe wieder zu meinem Arzt. An die Strippen.
Im Nu hat er das Ergebnis.
»Ich habe eine gute und eine ...«
Bloß gleich raus damit.
»Fünf Kilo weniger in einer Woche. Glückwunsch!«
Und die schlechte Nachricht?
»Sie essen zu wenig.«
Wie?
»Sie haben nicht nur Fett verloren, sondern leider auch ein wenig gesunde Zellmasse. Das ist noch nicht dramatisch, aber passen Sie in Zukunft bitte auf, dass Sie sich auch wirklich an die Regeln halten.«
Den modernen Meßverfahren ist aber auch gar nichts zu verheimlichen!
Es lebe die gute alte Waage ... Nein, im Ernst. Mir fallen alle Sünden ein.

## Manchmal ist zu wenig auch zu viel

Und es ist die reine Wahrheit, nichts als die Wahrheit: Ich habe nichts zu mir genommen, was nicht vorgesehen war, kein einziges Mal.
Ich habe mir meinen Eiweißshake nicht mit Vollmilch gemixt und kein Fleisch ins Gemüsesüppchen gemogelt. Keine kalorienreichen Getränke. Ich habe auch nicht zu viel gegessen.

Ich habe *zu wenig* gegessen. Ich bin ein bisschen in den Rausch geraten – eine böse Falle.
Glauben Sie mir: Dr. Strunz hat Recht. Erst mal sowieso (aus biochemischen Gründen, die ich nicht genau verstehe, die mir jedoch irgendwie einleuchten), aber noch weit darüber hinaus.
Nicht, dass ich Hunger hätte oder mir einen Jieper auf Süßes bewusst verkneifen müsste – nein, all das nicht.
Aber ich habe tatsächlich – aus Faulheit oder (wider besseres Wissen) dem Wunsch entsprechend, den Prozess zu beschleunigen – häufiger mal eine Eiweißration oder die Suppe ausfallen lassen.
Das rächt sich. Nicht auf der Waage. Aber am und im Körper.
Wenn auch Sie sich auf das Experiment einlassen wollen, kann ich aus eigener Erfahrung nur empfehlen: Halten Sie sich an die Regeln.
Denn wie sonst sollten wir auch den Weg in ein gesundes Leben mit regelmäßigen gesunden Mahlzeiten finden?
Und darum geht das Ganze schließlich. Denn über einen Jo-Jo-Effekt wollen wir doch gar nicht erst reden müssen, oder?
Eines sage ich Ihnen: *Ich* kriege die Kurve. Noch ist es nicht zu spät.

**Eine Zwischenbilanz**
Aber ganz über den Berg bin ich noch nicht. Körperbewusster bin ich geworden, das ja. Ich nehme meinen Leib bewusster wahr, empfinde ein Sättigungsgefühl, wenn ich satt bin, und erlebe es als befreiend, Schokokekse anschauen zu können, ohne gleich die Packung niederzumachen. Ich schlafe tief und fest. Wie mir scheint, etwas kürzer und erholsamer trotz der Hitze, die in diesem Sommer immer noch herrscht.
Auf der Waage daheim sind es mittlerweile acht Kilo, die ich los bin. Ich möchte sie auch nie wiedersehen.
Und gewiss: Ich freue mich, dass meine beiden Speckröllchen allmählich schmaler werden. Ich habe überall etwas an Umfang verloren. Es verteilt sich einigermaßen gleichmäßig.
Die Haut hat sich nicht verändert, ist nicht weniger straff, als sie vorher war. Bürstenmassagen tun gut und zeigen Wirkung. Hantelübungen desgleichen. Als empfehlenswert empfinde ich auch Molkebäder.
Trotz allem habe ich nach beinahe zwei Wochen immer noch das Gefühl, mich in einem Ausnahmezustand zu befinden. Ich denke viel ans Essen bzw. Nichtessen. Möglicherweise zu viel. Es herrscht noch nicht genügend Gewöhnung.
Ich ertappe mich deshalb auch gelegentlich dabei, in Träumen von einem kalorienreichen und total ungesunden »Danach« zu schwelgen. Sehne mich nach nächtlichen Bratkartoffeln, wie sie nur der Liebste zubereitet. Mein Schweinehund ist dickbäuchig, langlebig und guter Dinge.
Vor mir liegen die Mühen der Ebene.

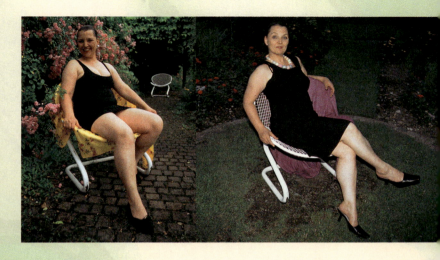

**Hey, babe, take a walk on the wild side**

Nach dem Walken geht's mir immer besser. Ich fühle mich erfrischt und bin stolz auf mich. Der Schweinehund, den ich an der Leine hinter mir her zerre, gibt sich geschlagen und genießt die frische Luft. Aber: Soll ich wirklich lügen, bloß weil's gedruckt wird, oder nicht doch die Wahrheit sagen? Beim Walken schummele ich öfter, als mir gut tut. Bleibe dann einfach zu Hause und pflege mein schlechtes Gewissen.
Dabei sind es nicht einmal die Stöcke, die so gewöhnungsbedürftig sind. (Die kommen einem nur ganz am Anfang total lächerlich vor. Aber glauben Sie mir: So ernst und wichtig, wie Sie denken, nimmt Sie kein Mensch, nicht auf der Straße, und schon gar nicht in Wald und Flur.)

*Na, das hat sich doch gelohnt – acht Kilo weniger und schicke neue Schuhe.*

Nein, es ist die Gewöhnung überhaupt, die so schwer fällt.
Wenn ich richtig informiert bin, muss man etwas drei bis vier Wochen mit Konsequenz und höchster Regelmäßigkeit tun (oder unterlassen), bevor es zur Gewohnheit, zum Ritual, wird. Dann klappt es auch.

Mit anderen Worten: So richtig gehen die Wohltaten des Walkens erst nach einundzwanzig Tagen in Fleisch und Blut über – dann aber auch in des Wortes wahrer Bedeutung.
Ich bin und bleibe also auf dem Weg. In eine gesunde, risikoärmere Gegenwart.

## SO SIEHT IHR VITAL-FATBURNING-TAG AUS

**1.** Morgens trinken Sie, noch im Bett, auf nüchternen Magen **ein großes Glas stilles Wasser**. 10 Minuten später holt sie der gastrocholische Reflex aus dem Bett – Sie müssen dringend.

**2.** Dann springen Sie in Ihre Lauf- oder **Walkingschuhe**, packen die Nordic-Walkingstöcke.

**3.** An der frischen Luft wärmen Sie trippelnd Ihre Muskeln auf und gehen einmal durch das **Dehnprogramm von Seite 96**.

**4.** Dann laufen oder **walken Sie los**, wie ab Seite 117 beschrieben. 30 Minuten – oder vielleicht eine Stunde. Danach ausgiebig dehnen.

**5.** Sie kommen nach Hause, füllen Ihren Flüssigkeitshaushalt mit Wasser oder Tee auf und machen Ihr **Muskel-Workout** von Seite 98 – oder tun das zu einem anderen Zeitpunkt.

**6.** Dann mixen Sie sich einen **Eiweißshake** – pur, ohne Früchte. Genießen. Die Muskeln sagen jetzt nach dem Training »danke« für die Aminosäure-Flut. Siehe Seite 103.

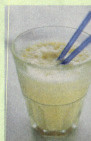

**7.** Dann gehen Sie unter die Dusche. Warm, kalt, warm, kalt. Am Schluss stellen Sie den Hebel auf kalt. Das härtet den Kreislauf ab, trainiert die Gefäße. So tanken Sie Energie, die im Laufe des Tages noch mehr Fett verbrennt.

**8.** Nun genießen Sie eine Portion von Ihrem **Magic-Fruitmix** – oder der **Power-Soup**. Rezepte finden Sie ab Seite 104. Eine Tasse Kaffee oder Tee ist erlaubt.

**9.** Finden Sie zehn Minuten Zeit für Ihre **Visualisations-Übung** von Seite 65.

**10.** Immer wenn der Hunger kommt: Früchte- oder Gemüse-Mix genießen.

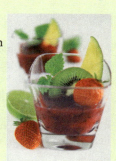

**11.** Mittags mixen Sie sich wieder Ihren **Eiweißshake**. Dazu gibt es den von Ihnen bevorzugten Früchte- oder Gemüse-Mix.

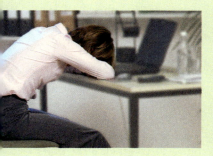

**12.** Machen Sie die Meditations-Übung zum **Reflextiefschlaf** von Seite 64 – und noch zwei weitere Mal an diesem Tag.

**13.** Vergessen Sie das **Trinken** nicht. Überall in Ihrer Wohnung sollten Mineralwasserflaschen stehen, am besten schon angereichert mit frisch gepresstem **Zitronensaft**.

**14.** Nachmittags mixen Sie sich wieder einen **Eiweißdrink**. Und gehen Sie vorher eine weitere Runde walken oder laufen. Dehnen nicht vergessen. Und: Vorher 0,3 Liter Mineralwasser trinken.

**15.** Auch abends mixen Sie sich einen Eiweißdrink. Achtung: Manche Menschen vertragen nach 18 Uhr kein Obst mehr.

**15.** Bevor Sie ins Bett gehen, mixen Sie sich noch einen kleinen **Schlummertrunk**. Ein Esslöffel Eiweißpulver auf 0,1 Liter Wasser, Saft von 1/2 Zitrone plus zwei Teelöffel Honig.

### TIPP fürs Restaurant:

Bestellen Sie Mineralwasser, nehmen Sie Ihren Vital-Fatburning-Mix einfach mit. Und sagen Sie selbstbewusst: »Ich bin auf Diät.«

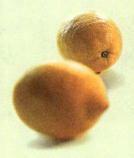

## Generation XXX-L

### So bereiten Sie sich auf die Vital-Fatburning-Diät vor…

Man nimmt sich vor abzunehmen. Das ist schon einmal gut. Nur ob Sie es dann wirklich tun, hängt davon ab, ob Sie in den nächsten 72 Stunden damit starten. Das fanden Psychologen heraus. Nicht auf die lange Bank schieben, sondern einfach loslegen. Fragen Sie doch Ihren Partner, ob er mitmachen will. Zu zweit macht alles doppelt Spaß. Gut wäre, wenn Sie sich diese Zeit freinehmen könnten. Denn Sie müssen jeden Morgen eine Stunde für sich reservieren. Und manchen passt das einfach nicht in den Terminplan.

Besorgen Sie sich Ihre Vital-Fatburning-Ausrüstung (siehe Seite 80) und die Zutaten für Power-Soup oder Magic-Fruitmix, holen Sie sich das Eiweißkonzentrat und gute Vitalstoffpräparate aus der Apotheke. Einen Einkaufszettel finden Sie auf Seite 113, den können Sie sich rauskopieren. Dann bereiten Sie sich eine große Portion Power-Soup oder Magic-Fruitmix für den nächsten Tag. Und das Wichtigste: Walken oder laufen Sie los, morgen oder spätestens übermorgen. Schaffen Sie nicht?

### Eiweiß und der Wille oder: Wollen tat ich schon mögen …

Der innere Schweinehund. Kennen wir. Kennen wir alle. Wir wissen ja, wie es geht. Wir wissen ja, wie man Gewicht abnimmt. Diäten haben wir längst durchschaut. Das klappt nie. Bewegen muss man sich. So weit sind wir alle.

Nur…. Da müsste ich ja jetzt aufstehen, Schuhe anziehen und raus? Grade jetzt geht es aber nicht. Der Sessel ist so herrlich weich, das Hähnchen so knusprig, bitte … Jetzt gerade nicht. Und so geht das Tag für Tag, Woche für

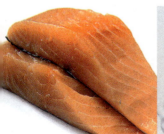
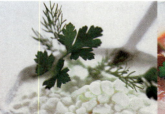
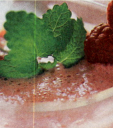

Woche, Jahr für Jahr. Der innere Schweinehund – eine kalbsgroße Dogge.

**Antriebshormone lassen den Hund schrumpfen ...**
Sie wissen genau, dass es auch andere Menschen gibt. Beneidenswerte Menschen mit innerem Antrieb, dynamisch, startfreudig. Menschen, die wir – wenn wir ehrlich sind – am liebsten würgen würden. An der Gurgel packen. Wieso können die, was ich nicht kann? Wieso springen die auf, schlüpfen in die Turnschuhe und rennen los? Warum nur? Ganz einfach: Diese Menschen haben Lebensenergie. In deren Gehirn findet man mehr antreibende Botenstoffe wie Noradrenalin oder Dopamin oder Epinephrin. Hormone und Neurotransmitter, die den Mensch wach und antriebslustig und leicht aggressiv machen. Die Menschen hören: Spring auf und lauf los... und dann tun sie es. Der Schweinehund pennt. Längst überrumpelt. Ein zittriger Rehpinscher.

Auch Sie können solch ein Mensch werden. Ein antriebsfreudiger Mensch. Mit viel Antriebshormonen im Blut und im Gehirn: Alle diese herrlichen Turbostoffe werden gemacht aus Tyrosin. Aus einer Aminosäure. Und die macht

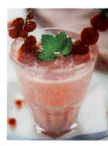

Ihr Körper Ihnen gerne und täglich immer viel mehr, wenn Sie die richtigen Ausgangsstoffe essen. Ohne Sie langweilen zu wollen: Der Ausgangsstoff heißt Eiweiß. Reines Eiweiß. Fettfreies Eiweiß. Ohne Schlacken, ohne Kohlenhydrate, ohne Farbstoffe, einfach reines Eiweiß. Fisch, Hähnchenbrust, auch Magerquark wäre genehm. Am besten natürlich Eiweißpulver. Jetzt verstehen Sie, warum ich mir das habe machen lassen.

**... und das kann jeder**
Wenn Sie übergewichtig sind, abnehmen wollen, aber der innere Schweinehund Sie bisher hindert: dann machen Sie doch eine Antriebskur, eine Turbo-Hormonkur auf ganz einfache schmackhafte Weise: Shaken Sie sich ein bis zwei Wochen lang täglich mit viermal drei Esslöffel Eiweißpulver, ein herrlich cremiges Vanille-Eiweiß. Schmeckt wie weißes Mousse au chocolat. Zum Träumen. Oder wie einer meiner Klienten sagt: zum Süchtigwerden. Werden Sie zwei Wochen süchtig. Verwöhnen Sie sich. Und erleben Sie, wie Sie dann aus dem Sessel aufspringen, in die Schuhe schlüpfen und das

tun, was Sie natürlich schon immer gewollt haben.
Hätten Sie nicht gedacht, nicht wahr? Dass man mit schaumigem, cremigem Vanille-Eiweißshake nach zwei Wochen keinen inneren Schweinehund mehr kennt?

> ### Darf jeder mit Vital-Fatburning abnehmen?
>
> Jeder gesunde Mensch kann ohne Bedenken sofort starten. Ich empfehle Ihnen aber immer einen ärztlichen Vitalcheck mit Blutuntersuchung. Und messen Sie erst einmal Ihren prozentualen Körperfettanteil über eine Spezialwaage. Denn Sie wollen ja nicht nur Gewicht verlieren, sondern vor allem Ihr lästiges Fett loswerden.
> Wenn Sie Probleme mit der Niere oder mit dem Herz-Kreislauf-System haben, chronisch krank sind, die Gelenke kaputt sind, dann sollten Sie vor jeder Diät mit Ihrem Arzt sprechen.

## *Die Sache mit dem Kilo-Erfolg*

Man kann mit dem Vital-Fatburnig-Programm ein Pfund bis ein Kilo pro Tag verlieren. Man kann. Ja, in zehn Tagen sogar zehn Kilo. Wenn Sie zum Beispiel schwer übergewichtig sind, verschwinden die Kilos ziemlich schnell. Sie fließen regelrecht weg. Natürlich ist das nicht nur Fett, sondern auch Wasser. Gewebewasser, das die Gifte im Körper binden. Ungesundes Wasser, das Sie aufschwemmt, aufgedunsen aussehen lässt, das Sie auch gerne loswerden wollen. Hinzu kommt: Wenn Sie sich eine Stunde am Tag bewegen, verbrennen Sie natürlich mehr Fett, als wenn Sie nur 30 Minuten die Muskeln bemühen. Wenn Sie einen fitten Stoffwechsel haben, dann reagiert der ziemlich schnell auf das neue Angebot: Bewegung und Eiweiß. Und Sie nehmen schnell ab.
Aber warum tut sich manchmal gar nichts? Auch das gibt es. Wenn Sie schon viele falsche Diäten hinter sich haben, dann ist das Abnehmen schwierig. Weil Sie Ihren Stoffwechsel ausgeleiert haben. Weil Ihr Körper an seinen Pfunden festhält. Weil Sie ihm über die Jahre hinweg ständig eine Hungersnot vorgegaukelt haben. Es gibt Menschen, die verbrennen in Ruhe nur noch 600 bis 900 Kalorien statt 1300 bis 1800. Das kann man messen. Mit der Spiroergometrie. Da kann man feststellen, ob der Mensch ein Fettverbrenner ist. Oder nicht. Und um das wieder ins Lot zu bringen, brauchen Sie Geduld. Sie müssen Ihren Körper mit intelligenter Ernäh-

rung wieder so weit bringen, dass er nicht unter der ständigen Angst lebt, keine Nährstoffe mehr zu bekommen. Sie können mit der Vital-Fatburning-Diät starten, aber dann sollten Sie auf alle Fälle mit dem 3-Stufen-Programm aus »Die Diät« weitermachen. Erst wenn Ihr Körper erkennt: *»Mensch, ich krieg doch alles, was ich brauche«*, dann lässt er auch von seinem Fett wieder los. Die gute Nachricht lautet: Auch Sie können abnehmen, auch Sie können Ihren Körper in eine Fettverbrennungsmaschine verwandeln. Doch es geht langsamer. Haben Sie einfach ein bisschen Geduld mit ihm.

### Die Sache mit der Waage

Wenn Sie eine normale Haushaltswaage im Bad stehen haben, dann könnte es sogar sein, dass sich der Zeiger nicht bewegt. Grund: Muskeln sind schwerer als Fett. Wenn Sie Muskelmasse zulegen und gleichzeitig Fett verbrennen, zeigt die Waage nichts an. Deswegen empfehle ich Ihnen: die Bio-Impedanz-Analyse (BIA). Die Bio-Was? Ja. Die BIA ist eine weltweit anerkannte Messmethode, bei der schwacher, für den Menschen nicht spürbarer Strom über die Hand oder die Fußsohlen durch den Körper geleitet wird. Strom fließt leichter durch die Muskulatur als durch das Fett. Und der gemessene Fließwiderstand (bioelektrische Impedanz) zeigt den Körperfettanteil an. Sie wollen ja Fett verlieren, Gesundheit gewinnen – und nicht nur einen Waagenzeiger bewegen. Oder?

*Erst wenn er Körper erkennt: »Ich krieg alles, was ich brauche«, lässt er vom Fett los.*

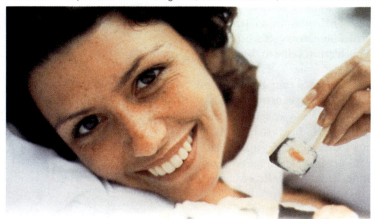

## Die ersten Schritte zur Fettverbrennungsmaschine

Haben Sie zu viel Fett im Körper, können Sie es überhaupt verbrennen? Wer sich, seinen Körper genau nimmt, geht zum Arzt und misst. Sicher, das müssen Sie nicht, Sie können auch einfach so abnehmen – und auf die leisen Botschaften Ihrer 70 Billionen Körperzellen hören, die sagen: *Mensch, so geht es mir gut.*

**1.** **Berechnen Sie Ihren BMI:**
Gewicht in kg geteilt durch (Körpergröße in Metern)$^2$
Liegt er über 25, sollten Sie Ihrer Gesundheit zuliebe abnehmen.

**2.** **Messen Sie Ihren Taillenumfang:**
Misst er bei Männern über 102 Zentimeter und bei Frauen über 88 Zentimeter, sollten Sie schleunigst dem gefährlichen Bauchfett zu Leibe rücken.

**3.** **Steigen Sie auf die Fettwaage:**
Sie misst Fettgehalt und Muskelmasse. Muskeln wollen Sie nicht abnehmen. Aber Fett. Junge Männer sollten unter 20 Prozent Fett im Körper haben, junge Frauen unter 25 Prozent. Ältere Männer unter 25 Prozent, älter Frauen unter 30 Prozent. Ganz unter uns: Meine Frau (40 Jahre) hat 12 Prozent. Und ihr geliebter Ehemann (59 Jahre) 10 Prozent. Nur am Rande…

*Die Bio-Impedanz-Methode misst das wahre Gewicht: Fett.*

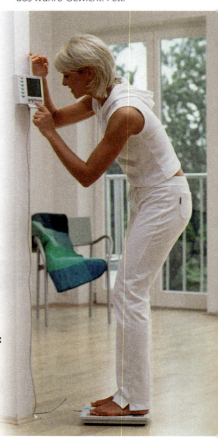

### *Die ersten Schritte zur Verbrennungsmaschine*

**4. Messen Sie Ihren Laktatspiegel:**
Der Sportmediziner macht einen Belastungstest und stellt fest, mit welchem Puls Sie von der gewollten Fettverbrennung auf Kohlenhydratverbrennung umschalten. Unter diesem Puls, Ihrem Grenzpuls, sollten Sie walken oder laufen. Da sich der Grenzpuls mit zunehmender Kondition nach oben verschiebt, sollten Sie nach ein paar Monaten die Messung wiederholen.

**5. Machen Sie eine Spiroergometrie:**
Sie sitzen auf dem Fahrrad und atmen in eine Maske. Je nachdem, wie viel Sauerstoff Sie einatmen und wie viel Kohlendioxyd Sie ausatmen, erkennt der Mediziner, wie gut trainiert Ihr Fettstoffwechsel ist. Wie viel Kalorien, wie viel Fett Sie verbrennen und wie es um Ihre Ausdauer bestellt ist.

**6. Lassen Sie ein Blutbild machen:**
An Ihrem Blut erkennt der geschulte Arzt, warum Sie wenig essen und trotzdem nicht abnehmen. Fehlen Vitalstoffe, fehlen Hormone, kommt der Fettstoffwechsel zum Erliegen. Glauben reicht nicht: Messen Sie. Sie können tausend Bücher lesen, 100 Vorträge hören, keiner befasst sich mit Ihrem (ich betone mit IHREM!) Körper. In Ihrem Blut steht immer mehr.
Das übrigens ist mein Geheimnis. Ich messe. Ich messe im Blut. Ich zitiere keine Rattenexperimente über Leptin, ich zitiere keinen angeblichen Vitamin-Normal-Spiegel von 1960, sondern ich messe. Heute. Im Blut. Die Schlankhormone, die Dickhormone, die Vitalstoffe, die Aminosäuren … und kann deshalb ganz gezielt helfen – helfen, abzunehmen, schlanker, gesünder, fröhlicher, glücklicher und erfolgreicher zu werden.

**7. Zu viele Pfunde, zu wenig Kondition? Dann walken Sie.**
Dann können Sie nämlich nicht laufen.
Da macht der Puls nicht mit. Er schnellt zu schnell hoch und Sie verbrennen Kohlenhydrate und kein Fett. Nordic-Walking mit Stöcken ist der natürliche Einstieg, eine Fettverbrennungsmaschine zu werden. Ist das Fett erst weg – und Sie werden staunen, wie flugs das geht –, können Sie joggen, schneller abnehmen. Und dann irgendwann über das Thema »Abnehmen« nur noch lächeln.

# *Das Geheimnis*
## UND LOUIS HAT UNS AUSGELACHT

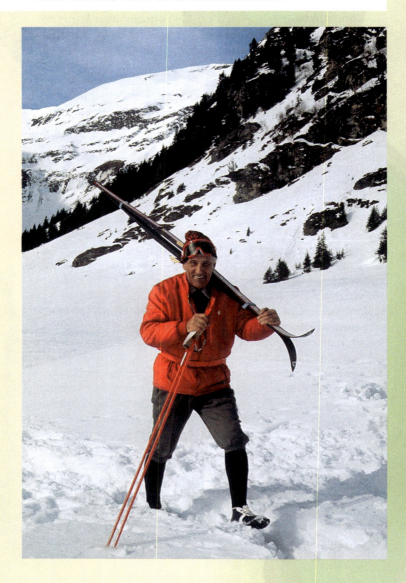

Strahlende, blitzende, fröhliche Augen in einem völlig verrunzelten Gesicht. Louis Trenker. Ein Vorbild. Ein Mensch, der offensichtlich vieles richtig gemacht hat.

Der schlank und rank und energiegeladen und fröhlich, sehr jung sehr alt wurde. 97 Jahre. Der Ihr Hauptproblem, das Übergewicht, den Ranzen, die Celulitis, den Schwabbelbauch niemals kannte.

Louis kannte ein Geheimnis. Und er hat es Ihnen lachend gezeigt. Sie haben bloß nie hingeguckt. Louis bewegte sich. Zeitlebens. Im richtigen Pulsbereich. Jeder Bergführer weiß es, worum es hier geht. Kennen Sie den Trick der Bergführer?

Die laufen langsam. Noch langsamer. Bei einer Sechs-Stunden-Wanderung rennen wir los. Weil… wir sind fit! Wir sind zäh. Wir setzen uns durch. Wir glauben an die Überstunden. Wir rennen los. Und die Bergführer? Die hemmen uns, diese alten Zausel, die kommen ja gar nicht mit, die machen ja langsam, bedächtig langsam, zwei Stunden. Und dann sitzen Sie da. Mit hochrotem Kopf. Ohne Luft. Mit erschöpften Muskeln. Und sind am Ende. Und die Bergführer lächeln. Weise.

»Auf geht's, Buam«, rufen sie und gehen weiter. Viele, viele Stunden. Deren Energie lässt nie nach. Das Geheimnis war der richtige Puls.

Sie wissen inzwischen Bescheid. Bleiben Sie im grünen Bereich. Bleiben Sie im aeroben Bereich. Bleiben Sie im Sauerstoffüberschuss… und auch Sie haben unendliche Energie. Wie die Bergführer. Wie Louis Trenker. Der hat sein ganzes Leben so angelegt.

Und in diesem Bereich – im ständigen Sauerstoffüberschuss – essen Sie instinktiv richtig. Da brauchen Sie keine Ernährungsbücher. Grober Unfug. Da brauchen Sie nur auf Ihren Instinkt zu hören. Sie werden viel weniger essen. Sie werden vitalstoffreicher essen, gehaltvoller. Und brauchen nie einen Doktor.

»Einen Arzt? Den hab ich seit 50 Jahren nicht gesehen«, hat Louis immer gelacht. Der kannte das Geheimnis eines unschlagbaren Immunsystems. Bewegung im Sauerstoffüberschuss.

Schlank das ganze Leben, energiegeladen, fröhlich, strahlend und gesund: Lernen Sie von Louis Trenker. Man nennt das bench-marking, lernen von den Besten.

Dazu brauchen Sie nicht zu joggen. Dazu brauchen Sie nur spazieren zu gehen. Das kann jeder. Spazieren gehen leicht ansteigend. Spazieren gehen in den Bergen. Eine Steigung nach oben gehen: Und mit Leichtigkeit erreichen Sie den richtigen Puls von etwa 130 bis 150 Schlägen. Das Geheimnis von Louis Trenker.

Verstehen Sie jetzt, warum dieser junge alte Herr immer so verdächtig gelacht hat?

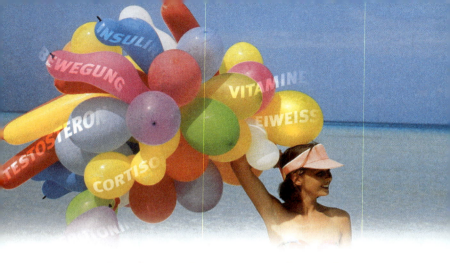

# Erfolgsformeln für ein schlankes Leben

### Erfolgsformel 1
### Sie locken die richtigen Hormone

Sie beschäftigen sich nicht länger mit Fettaugen und Kalorien. Es sind Hormone, die Ihr Schicksal bestimmen: dick oder dünn. Es sind Hormone, die Pfunde wuchern lassen und träge machen oder Fett wegschmelzen und eine neue ungekannte Dynamik ins Leben bringen. Und wie beeinflusst man seine Hormone? Hormone bestehen aus Molekülen. Und woher kommen die? Nicht vom Himmel gefallen, sondern aus der Ernährung. Und Sie können Sie stimulieren mit Bewegung. Die Hormone, die Sie kennen sollten heißen: Insulin, Cortisol, Testosteron, Wachstumshormon.

▶ **Cortisol**, das Stresshormon, sorgt dafür, dass die Pfunde wuchern. Es steigt durch Dauerdruck an. Also durch Ihren Alltag. Durch den ständigen Ärger zu Hause mit den Kindern, dem Partner, dem Finanzamt. All das erhöht diesen gefährlichen Hormonspiegel und lässt Ihren Körper katabol werden. Eiweißabbauend. Muskelmasse schwindet, Fett steigt an. So macht Stress dick. Das Immunsystem geht kaputt und Gehirnzellen auch. Cortisol kann man bremsen: durch Entspannung, durch Bewegung und dadurch, dass man über den Blutzucker den Insulinspiegel niedrig hält. Dazu gibt es Studien. Unzählige.

▶ **Insulin**, das Alt-Krankmach-Hormon, gelockt durch Zucker, ist schlussendlich verantwortlich für das Fett in Ihren Fettzellen. Es mästet den Menschen. Steckt in jeder Colaflasche, in jedem Schokoriegel. Dummerweise auch in solch neumodischen Erfindungen wie Kartoffeln und Weißbrot. Den Insulinspiegel kann man senken: durch Bewegung, durch die Auswahl der richtigen Lebensmittel (siehe Tabelle Seite 144), durch viel Trinken (Wasser, ungesüßte Tees). Und – so die neuesten Erkenntnisse: durch mehr Olivenöl und weniger tierische Fette. Auch dazu gibt es unzählige Studien.

▶ **Testosteron** heißt viel Muskeln, wenig Fett. Testosteron heißt innerer Antrieb, Power, Dynamik im Beruf wie auch nachts – und zwar bei Männern wie bei Frauen, was oft übersehen wird. Auch das Hormon Testosteron können Sie stimulieren. Zum Beispiel über Zink und Eiweiß. Durch bestimmte Muskelübungen, laufen oder walken und durch glückliche Gedanken, weniger Alkohol, weniger Stress.

▶ **Das Wachstumshormon** ist die stärkste fettverbrennende Substanz im menschlichen Körper. Das eigentliche Geheimnis der Jugend, das wahre Jungbrunnenhormon. Es brennt sogar das Fett in den Adern weg und lässt die Durchblutung ansteigen in den zwei wichtigsten Organen des Menschen. Sie ernten es im Tiefschlaf. Und können es, wenn Sie tagsüber träumen, meditieren, auch am Tag produzieren. Auch durch Muskeltraining und durch Laufen. Und indem Sie das mächtige Abendessen durch ein leichtes ersetzen. Anti-Aging-Medizinern bekannt als »Dinner-Canceling«. Geht aber nur, wenn Sie genügend Eiweißbausteine (Aminosäuren) zur Verfügung haben. Mit all diesen Dingen können Sie Wachstumshormon ganz natürlich locken – ohne Medikamente, ohne Nebenwirkungen.

> **INFO**
>
> **Garantiert ohne Nebenwirkungen**
> Die Vital-Fatburning-Diät hält Insulin und Cortisol niedrig, stimuliert die Schlankhormone Testosteron und Wachstumshormon. Garantiert ohne Nebenwirkungen, denn der Körper produziert nicht mehr von diesen Hormonen, als ihm gut tut.

## EIN ÜBERBLICK
### Hormone, die im Fettstoffwechsel mitmischen

**Adrenalin**, das klassische Stresshormon. Es wird in den Nebennieren gebildet und erhöht Puls und Blutdruck, weitet die Pupillen, blockiert die Verdauung im Darm. All dies bereitet uns auf Flucht oder übermenschliche Kraftanstrengungen vor. Rezeptoren auf den Fettzellen erkennen Adrenalin, wenn es andockt. Dadurch werden Fettsäuren aus den Depots mobilisiert. Schon mal etwas. Doch verbrannt werden sie nur, wenn Sie die Muskeln auch ackern lassen. Ausgangsprodukt für Adrenalin ist der Eiweißbaustein Tyrosin.

**Cortisol**, das schärfste Stresshormon, sorgt bei Stress oder seelischer Belastung für ständigen Zuckernachschub. Und zwar stimuliert es die Neubildung von Zucker, genauer: Glukose wird aus Eiweiß gebildet. Der Vorgang heißt Glukoneogenese. Dafür nagt es Muskeln und Immunsystem an. Außerdem veranlasst es vor allem die Fettzellen um den Bauch, möglichst große Energievorräte anzulegen. Das heißt, Stress macht einen dicken Bauch, auch Stammfettsucht genannt. Cortisol zerstört nicht nur das Immunsystem, sondern auch das Gehirn und schwächt die Abwehr. Die Nebennieren basteln Cortisol aus Cholesterin.

**DHEA (Dehydroepiandrosteron)**, die Mutter der Sexualhormone. Denn aus DHEA entstehen z. B. Testosteron und Östrogen. Es stammt aus den Nebennieren und ist der Gegenspieler von Cortisol im Hüftbereich. Denn es lässt die Pfunde schmelzen. Außerdem puscht es das Immunsystem zu Höchstleistungen, schützt Herz und Hirn. Ein Mangel macht dick.

**Dopamin**, der Suchtstoff. Vermittelt uns Glück und steigert die Libido. Der Neurotransmitter (Gehirnbotenstoff) zügelt den Appetit, indem es dem Hungerzentrum im Hypothalamus signalisiert: Satt und zufrieden! Übergewichtige Menschen haben weniger Rezeptoren, also Andockstellen, für Dopamin im Gehirn. Das heißt, sie versuchen durch ständiges Essen ihren Dopaminspiegel zu erhöhen, sich satt und zufrieden zu fühlen. Und mit mehr Dopamin die wenigen Türsteher zu überrumpeln.

**Eicosanoide**, die Superhormone. Sie schwimmen nicht wie andere Hormone im Blut, sondern vermitteln Informationen direkt von Zelle zu Zelle. Es gibt gute und schlechte Eicos. Und wie viel wir von der jeweiligen Fraktion im Körper haben, hängt davon ab, was wir essen. Gute Eicos weiten

## Hormone im Fettstoffwechsel

die Blutgefäße, verbessern so die Sauerstoffversorgung und senken den Blutdruck. Sie wirken entzündungshemmend und sensibilisieren Zellen für Hormonsignale. Sie puschen den Fettabbau. Schlechte Eicos tun genau das Gegenteil.

**Glukagon**, das Fastenhormon. Das Hormon der Bauchspeicheldrüse ist der Gegenspieler von Insulin. Es baut Fett ab – aber nur dann, wenn kein Insulin im Blut ist. Sinkt der Blutzuckerspiegel zu stark, sorgt es für Zuckernachschub aus Körpervorräten.

**Insulin**, das Dickhormon. Gelangt Zucker in die Blutbahn, produzieren die Langerhansschen Zellen in der Bauchspeicheldrüse Insulin. Es sorgt dafür, dass Zellen Zucker aufnehmen, und feuert die Verbrennung von Zucker an. Es hemmt den Fettabbau, sperrt Fett in den Fettzellen ein und wandelt überschüssigen Zucker in Fett um.

**Leptin**, der Forscherliebling. Das Hormon machte viele Labormäuse schlank – nur beim dicken Menschen mag es nicht so recht wirken. Das Hormon entsteht in den Fettzellen und signalisiert dem Gehirn: Satt! Übergewichtige haben viel Leptin im Blut. Nur: Das Gehirn reagiert einfach nicht drauf.

*Das lockt gute Hormone: Bauen Sie in Ihren Alltag lauter kleine Bewegungshäppchen ein: Trippeln Sie z. B. beim Telefonieren.*

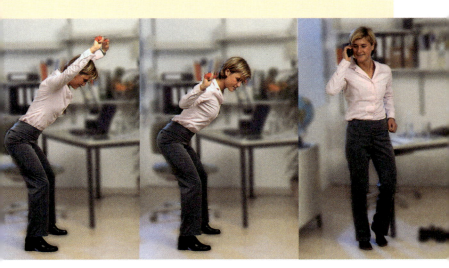

**Melatonin**, das Anti-Aging-Hormon. Es regelt unseren Schlaf-Wach-Rhythmus. Sobald es dunkel wird, kurbelt die Zirbeldrüse die Melatoninproduktion an. Melatonin stärkt das Immunsystem, löst Cholesterinpfropfen von den Gefäßwänden und schützt jede Zelle vorm alt machenden Angriff freier Radikale. Melatonin fördert den Tiefschlaf. Guter Tiefschlaf heißt: viel Wachstumshormon. Und das heißt: schlank werden im Schlaf.

**Noradrenalin**, der Gegenspieler des Adrenalins. Der Gehirnbotenstoff beflügelt uns in Stresssituationen zu Höchstleistungen. Es fördert die Konzentrationsfähigkeit. Positiver Stress heißt: viel Noradrenalin. Negativer Stress: viel Adrenalin.

**Östrogene**, die weiblichen Sexualhormone: Sie entstehen in den Eierstöcken und den Nebenieren und steuern Sexualität und Fruchtbarkeit. Viel natürliches Östrogen im Blut geht auch mit einer dichten Knochenmasse einher. Außerdem sorgt das Hormon für füllige Haarpracht, glatte Haut und guten Schlaf. Es senkt den Cholesterinspiegel und lässt Unterhautfettgewebe schmelzen.

**Schilddrüsenhormone**, die Aktivitätsregulierer. Thyroxin reguliert Wachstumsprozesse im Körper und beeinflusst körperliche und geistige Entwicklung. Trijodthyronin legt unseren Grundumsatz fest und damit, wie viel Kalorien wir pro Tag verbrennen. Zu wenig Jod, zu wenig Selen bedeuten zu wenig aktives Schilddrüsenhormon. Das macht müde, leistungsschwach, lethargisch, dick.

**Serotonin**, das Glückshormon: Es wirkt im Gehirn wie ein Antidepressivum – und wie ein Appetitzügler. Außerdem verengt es die Gefäße und bringt den Darm zum Ackern. Die Nebennieren basteln den wertvollen Gehirnbotenstoff aus dem Eiweißbaustein Tryptophan.

**Wachstumshormon, HGH (Human Growth Hormon) oder Somatotropin**, das Powerhormon. Es kurbelt alle Vorgänge im Körper an, die mit Wachsen und Reparatur zu tun haben. So beeinflusst HGH das Muskel-, Knochen- und Fettgewebe. Es schmilzt Fett weg und lässt Muskeln wachsen. Repariert jede Zelle und verjüngt den Körper.
Das Powerhormon entstammt der Hirnanhangsdrüse.

**Testosteron**, das Antriebshormon, ist ein Abkömmling von DHEA. Es wird in den Nebennieren gebildet, beim Mann vor allem in den Hoden. Das Hormon der Dynamischen, der Agilen, der Siegertypen, Jäger und Jägerinnen strafft die Haut, lässt Muskeln wachsen und macht richtig Lust auf Sex.

## *Erfolgsformel 2*
## *Sie verstehen, abnehmen heißt nicht weniger, sondern mehr!*

Mehr Obst und Gemüse, mehr Eiweiß. Denken Sie um. Ändern Sie Ihr Bild von sich. Dicke Leute sehen sich immer als zu dick, als zu viel. Das Gegenteil ist richtig: Wenn ich einen dicken Menschen sehe, denke ich »zu wenig«. Dem fehlt etwas. Er hat zu wenig … Und darum ist er zu dick. Er hat zu wenig Vitalstoffe, also Vitamine, Mineralien, Spurenelemente, die ihrerseits unbedingt notwendig sind, um Verbrennungsprozesse anzuzünden und zu unterhalten. Vitalstoffe, die als Katalysatoren wirken, damit überhaupt abgenommen werden kann. Ein dicker Mensch zündet in meinem Gehirn sofort den Gedanken »zu wenig Obst«. Er hat viele Jahre viel zu wenig Obst und Gemüse gegessen. Das muss so sein. Denn mit genügend Obst und Gemüse hätte er Vitalstoffe und hätte gar nicht zunehmen können. Natürlich auch, weil Obst und Gemüse den Magen füllt. Da passt dann plötzlich kein Schweinebraten mehr drauf. Ein ziemlich genialer Trick, wenn Sie kurz einmal nachdenken. Dicke Menschen haben zu wenig Eiweiß. Zu wenig Aminosäuren. Zu wenig der Bausteine, welche die Turbostoffe zum Fettabbau erzeugen. Welche die fettabbauenden Hormone, wie das Wachstumshormon produzieren. Diese Turbostoffe werden nämlich aus Aminosäuren, aus Eiweiß gemacht. Ein dicker Mensch zündet in meinem Gehirn immer den Gedanken »zu wenig Eiweiß«. Sicher, Eiweiß muss man richtig deuten. Nicht als Schweinebraten, nicht als Wurst, nicht als Schnitzel, fett paniert, sondern als Hüttenkäse, Hähnchenbrust oder Fisch … Oder wie in der Vital-Fatburning-Diät: als Konzentrat, als Pulver.

### Warum viele Diäten sinnlos sind

▶ **Der Jo-Jo-Effekt:** Der Körper schaltet während der Diät auf sein Notprogramm, er setzt den

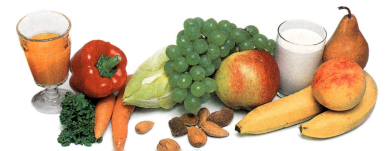

## FATBURNER-COCKTAIL
### Wer schlank werden will, braucht …

Da ich Arzt bin, darf ich Ihnen kein Präparat empfehlen. Es gibt auch nicht eine Pille, die Ihnen alles liefert. Und es gibt nur wenige Präparate, die genügend hoch dosiert sind. Wenden Sie sich bitte an Ihren Apotheker und stellen Sie mit seiner Hilfe zusammen, was Sie brauchen. Füllen Sie Ihre leeren Speicher auf. Am besten wäre natürlich, Sie würden vorher beim Arzt messen lassen, was Ihnen fehlt.

### …unbedingt
- Carnitin Eiweiß: Alle vier Stunden drei Esslöffel Eiweißpulver (vor allem dann, wenn Sie nicht kochen)
- Taxi zur Fettverbrennung: Carnitin, 500 mg pro Portion, steckt in einem guten Eiweißkonzentrat
- B-Vitamine für Eiweißstoffwechsel & Schlankhormone:
  40 mg Vitamin $B_6$ (Pyridoxin),
  100 mg Vitamin $B_3$ (Niacin)
  1000 µg Folsäure
  20 mg Pantothensäure
  10 µg $B_{12}$ (Cobalamin)
- Insulin-Schreck: 400 µg Chrom
- für Aktivhormone der Schilddrüse: 200 µg Jod plus 200 µg Selen
- für den Schlankmacher Testosteron: 50 mg Zink
- gegen Müdigkeit, Lustlosigkeit: 5 mg Mangan
- für mehr Feuer in den Fettzellen: 40 mg Eisen
- Zündholz der Fettverbrennung: 800 mg Phosphor
- schlank macht: 1500 mg Calcium
- hilft den Körper entwässern: 4 g Kalium
- für mehr Fett-Brennöfchen: 600 mg Magnesium
- Doping für den Fettstoffwechsel: 2–3 g Vitamin C
- für gute Fettverbrennung, niedriges Insulin: Omega-3-Fettsäuren. Wer kaum Seefisch isst, holt sich Kapseln aus der Apotheke.

### …und auch das noch
40 mg $B_1$ (Thiamin)
40 mg $B_2$ (Riboflavin)
5 mg Beta-Carotin
10 µg Vitamin D
400 mg Vitamin E
30 µg Vitamin K
100 µg Biotin
30 mg Silizium

Grundumsatz herab. Er drosselt den Stoffwechsel, kommt plötzlich mit weit weniger Kalorien aus. Das Abnehmen wird immer schwerer. Nach der Diät fährt er den Grundumsatz zwar wieder hoch, aber nicht zurück zum vorherigen Ausgangspunkt. Das heißt: Er verbrennt nicht mehr so viele Kalorien wie vor der Diät. Man nimmt schnell wieder zu. Wiegt bald mehr als zuvor. Und das summiert sich mit jeder Diät.

▶ **Der Eiweißverlust:** Bei einer Nulldiät, schlägt der Körper einen völlig neuen Stoffwechselweg ein – er verbrennt Eiweiß. Normalerweise holt er sich seine Kalorien aus den Energietanks namens Kohlenhydrate oder Fett. Zu Beginn der Nulldiät lebt er aber fast nur von Eiweiß. Er bezieht seine Fastenenergie aus dem Muskel, dem Blut und dem Immunsystem. Die Waage zeigt zwar einen ersten Erfolg, nur wurde leider kein Gramm Fett abgenommen. Erst nach gut einer Woche schaltet der Körper auf Fettverbrennung um, aber da ist die Diät meist schon wieder vorbei. Trauriges Fazit: Das Fett ist geblieben, der Grundumsatz reduziert, wertvolles Eiweiß verloren.

Das passiert Ihnen nicht. Sie geben Ihrem Körper Eiweiß.

> **INFO**
>
> **Die Pille mit dem Apfel nehmen**
> Keine Pille hilft Ihnen, wenn Sie nur die Pille alleine schlucken. Dazu gibt es Studien. Sie können jahrelang Vitaminpillen schlucken und Ihr Geld landet in der Kanalisation. Hilft nichts. Isolierte Vitalstoffe entfalten ihre Wirkung nicht so wie im natürlichen Verbund. Gibt es nur einen Ausweg: Essen Sie Obst und Gemüse – und nehmen Sie die Pille dazu. Die Natur kann nämlich alles besser. Sehen Sie Vitalstoffe aus der Apotheke als Gewürze an.

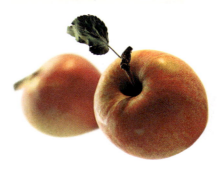

Am besten Carnitin-Eiweiß (siehe Seite 46). Alle vier Stunden eine kleine Portion. Versorgen Sie Ihre 70 Billionen Körperzellen mit allen wichtigen Aminosäuren. Der Körper greift nicht auf sein Eiweiß zurück, baut nicht die wertvollen Brennöfchen namens Muskeln ab.

### Erfolgsformel 3
### Sie kennen das einfachste Schlankgeheimnis, es heißt »Eiweiß Acht«

Betritt ein dicker Mensch meine Praxis und sagt, er will abnehmen, dann sage ich: Dann essen Sie Eiweiß. Warum? Aus zwei Gründen. Erstens macht Eiweiß schlank. Der Wissenschaftler sagt dazu: spezifisch dynamische Wirkung. Das bedeutet: Eiweiß ist die intelligente Nulldiät. Um ein Gramm Nahrungseiweiß in Körpereiweiß umzuwandeln, muss der Organismus Energie zuschießen. Und dafür bedient er sich aus den Depots von Hüfte und Po. Wenn Sie also Eiweiß essen, verbraucht Ihr Körper Kalorien, Fettkalorien – und wenn Sie nur noch Eiweiß essen würden, dann sterben Sie am Hungertod. So zehrt Eiweiß. Aber Sie wollen nicht verhungern, Sie wollen Fett verbrennen. Und das tun Sie nur, wenn Sie genug Eiweiß essen.

Zweitens: Der Mensch besteht aus Eiweiß. Hundertmal geschrieben, hundertmal gesagt. Denn das ist das Wichtigste, das jeder über seinen Körper wissen sollte. Wir bestehen nicht aus Cholesterin, nicht aus Kohlenhydraten. Eiweiß sind Muskeln. Hormone. Haut. Haare. Abwehrkräfte. Blut. Enzyme. Jede Zelle besteht – zieht man das Wasser ab – knapp zur Hälfte aus Eiweiß. Also Sie haben rund zehn Kilo pures Eiweiß im Körper. Und täglich verschwinden durch die Reparatur- und Verjüngungsvorgänge, durch Aktivität des Immunsystems und der Schlankhormone, durch den Vorgang, den man schlicht »Leben« nennt, etwa 50 bis 100 Gramm dieser wertvollen Powersubstanz. Durch einen Marathon übrigens 40 Gramm. Und das muss man dem Körper wiedergeben. Weil sonst nämlich in 100 bis 200 Tagen kein Eiweiß mehr da ist. Keine Abwehrkräfte, keine Muskeln, keine Blutkörperchen, keine Schlankhormone: Ja, Sie nicht mehr da sind. Nun wissen Sie, wie wichtig Eiweiß ist.

> **INFO**
>
> **Sie essen zu wenig, wetten dass …?**
> Ob der Mensch zu viel Eiweiß isst – was mir in 30 Jahren Praxis noch nie untergekommen ist –, könnte man messen. Am Harnstoff-Stickstoff im Blut. Der würde dann ansteigen trotz guter Nierenfunktion. Reine Theorie. Ihr Eiweißspiegel im Blut, bereits dutzende Male vom Hausarzt mitgemessen, beweist: Sie essen immer zu wenig.

## Eiweiß macht schlank

Gibt es da Studien dazu? Natürlich. Professor Sören Toubro von der Universität Kopenhagen hat in einer Studie festgestellt: Übergewichtige Probanden, die eine Diät mit hohem Eiweißanteil von 25 Prozent der aufgenommenen Energie machen, nehmen fast doppelt so viel ab wie Probanden, die eine Diät mit vielen Kohlenhydraten und nur 12 Prozent Eiweißanteil bekamen. Warum ist das so? Das erklärt Professor Toubro folgendermaßen: »Bei einer eiweißreichen Ernährung wird das Sättigungsgefühl akut gesteigert und der Hunger verringert sich. Wenn man also mit einer Mahlzeit Eiweiß zu sich nimmt, dann isst man weniger als bei einer Mahlzeit, die kein Protein enthält.« Außerdem zeigen Studien: Eiweiß regt die Thermogenese an. Kalorien verpuffen als Wärme über die Haut.

Dann hat die eiweißreiche Diät noch einen ganz netten Nebeneffekt: Die Universität Colorado fand heraus, dass das gute HDL-Cholesterin ansteigt, die Blutfette sinken und Erkrankungen der Herzkranzgefäße sinken. Kann man seit Jahren in meinem Forever-Young-Programm lesen.

## Aber Eiweiß ist ja sooo gefährlich …

… könnte der Niere schaden, wenn man zu viel davon isst, warnt die Deutsche Gesellschaft für Ernährung (DGE). Tut es das wirklich? Die Bodybuilder müssten alle an der Dialyse hängen, statt an der Kraftmaschine. Die essen nämlich oft mehr als drei Gramm Eiweiß pro Kilogramm Körpergewicht. Auch die viel Fisch essenden Eskimos müssten an der Dialyse hängen – und unsere Vorfahren auch. Wissenschaftler haben nämlich festgestellt, dass in der Entwicklung des Menschen der Eiweißanteil in der Kost bei 30 Prozent und mehr gelegen hat. Warum empfehlen Ernährungsexperten heute 10 bis 15 Prozent? Ehrlich gesagt: Ich weiß es nicht. Ein wissenschaftlicher Beweis, dass zu viel Eiweiß der Niere schadet, steht bislang aus. Das Körnchen Wahrheit in der Warnung:

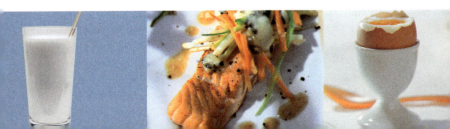

Die Wissenschaft kennt nur sitzende Menschen. Der Läufer, der Normalmensch also, schwitzt, trinkt mehr, hat immer gut gespülte Nieren. Walken oder laufen Sie, unterstützen Sie Ihre Niere mit täglich drei Liter Wasser und füllen Sie künftig einfach Ihre leeren Eiweißspeicher auf.

*Wie viel Eiweiß ist genug?*
Wenn Sie weniger als 40 Gramm Eiweiß am Tag zu sich nehmen, frisst der Körper sich selbst auf. Ja, Sie haben richtig gelesen: Der Organismus nagt sein eigenes Eiweiß an, baut Muskeln ab. Verdaut die Muskulatur, damit einzelne Aminosäuren als Bausteine für andere Dinge im Körper zur Verfügung stehen. Deswegen empfiehlt die Deutsche Gesellschaft für Ernährung mindestens 50 Gramm Eiweiß pro Tag. Die decken allerdings einen Mangel nicht. Wie viel Eiweiß brauchen Sie also, um ihren niedrigen Blutspiegel aufzufüllen? Wenn Sie ein ruhiges Leben führen, gesund sind und Sport für Sie spazieren gehen ist, dann brauchen Sie 0,8 g pro Kilo Körpergewicht. Das heißt: 56 Gramm, wenn Sie 70 Kilo wiegen.

Wenn Sie Stress haben, Sport treiben, übergewichtig sind oder Ihr Immunsystem gegen Krankheiten kämpft, brauchen Sie bis zu zwei Gramm pro kg Körpergewicht. Also 140 Gramm. Dann ess ich halt ein schönes großes Putenschnitzel, denken Sie? Tja, das reicht nicht. Das liefert 40 Gramm. Und um weitere 40 Gramm zu bekommen, müssten Sie 307 Gramm Magerquark essen. Tun sie nie. (Weitere Eiweißquellen siehe Tabelle Seite 148 f.). Weil mir der Fisch morgens irgendwann zum Hals raushing und pfundweise Quark zu den Ohren rauskam, ließ

### NACHSCHLAG

**Oh, du süße Zitrone**
Denken Sie jetzt sofort an eine frische, gelbe Zitrone. Stellen Sie sich vor, wie Sie reinbeißen. Jetzt! Merken Sie? Es läuft viel Wasser in Ihrem Mund zusammen. Sehr gut. Verdauungsenzyme. Und die versammeln sich dann im ganzen Magen-Darm-Trakt. Träufeln Sie also Zitrone auf Ihren Fisch, in Ihren Joghurt, auf Ihre Putenbrust. Sie hilft dabei, das wertvolle Eiweiß so zu verdauen, dass die kleinen Aminosäuren schnell dort ankommen, wo sie gebraucht werden: an den 70 Billionen Körperzellen.

ich mir mein individuelles Eiweißpulver herstellen. Das schmeckt mir, das ist cremig, das ist praktisch, das hab ich überall dabei. Ihgitt – ein Pulver, sagen Sie? Ja. Nichts anderes als Mehl. Nur viel gesünder.

*Alle vier Stunden 30 Gramm*
Fakt ist: Wenn Sie zu viel Eiweiß auf einmal essen, scheidet das die Niere aus. Sie können 40 Gramm Eiweiß auf einmal essen, mehr scheidet die Niere aus. Essen Sie also alle vier Stunden 30 bis 40 Gramm Eiweiß – Reineiweiß, Eiweiß ohne Fett. Unterstützen Sie Ihre Niere mit täglich mindestens drei Liter Flüssigkeit. Und schon werden Sie schlank.

**Sie haben zu wenig Eiweiß**

Eiweiß? Mach ich! Nehm ich! Ess ich! Denken Sie. Wurst. Braten. Käse auf dem Cheeseburger. Eiweiß ohne Ende. Sagen ja auch die Ernährungswissenschaftler: Eiweiß haben wir alle genug. Und genau da – bitte sind Sie jetzt aufmerksam – denn genau hier liegt der dicke Hund begraben. Haben wir nicht. Und deswegen leidet jeder zweite Deutsche unter Übergewicht. Er hat nicht zu viel, er hat nicht genug, er hat zu wenig Eiweiß. Er hat zu wenig Bausteine namens Aminosäuren, die die Turbostoffe zum Fettabbau erzeugen – für fettabbauende Hormone, wie das Wachstumshormon. Der durchschnittliche Mensch hat einen tiefnormalen Eiweißspiegel. 6 bis 7 Gramm Gesamteiweiß hat er im Deziliter Blut. Ganz einfach, weil er unter Eiweiß Wurst und Braten versteht. Eiweiß kombiniert mit Fett. Und Fett ist die stärkste Eiweißbremse, die wir kennen Die Antwort auf die Frage: Wer gewinnt? heißt schlicht und einfach: Acht.

Menschen mit einem Eiweißspiegel von 8 mg/dl im Blut sind die Gewinner im Leben. Sie sind

- schlank
- wach
- kreativ
- dynamisch
- leistungsstark
- gesund
- potent
- fröhlich.

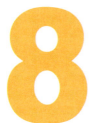

**Der Unterschied:
reines Eiweiß – und unreines**

1. Eiweiß ist eine Kette von Aminosäuren. Wir kennen 20. Und zehn davon sind essenziell. Das heißt, Ihr Körper kann sie nicht herstellen (oder nicht ausreichend), er braucht sie wie Vitamine (siehe hierzu ab Seite 110).
2. Es gibt in meiner Sprache reines Eiweiß und es gibt unreines Ei-

weiß. Wurst, Braten, Leberkäse, Hamburger, Eidotter sind unreines Eiweiß. Sie liefern nicht nur Aminosäuren, sondern auch Fett. Dazu den Adernverstopfstoff Cholesterin und Purine, die Gicht auslösen. Reines Eiweiß ist unschuldiges Eiweiß – eines, das weder krank noch dick macht. Das Weiße vom Ei ist rein, genauso wie Hüttenkäse, Quark, Fisch, Geflügel, Getreide, Hülsenfrüchte und vor allem Soja.

**Merken Sie sich nur eines:**
Sie brauchen Eiweiß – ohne Fett. Und für die Vital-Fatburning-Diät brauchen Sie ein gutes Eiweißpulver angereichert mit Carnitin. Danach steigen Sie um auf Fisch, Quark, Hülsenfrüchte …

### Ein gutes Eiweißkonzentrat ist …

▶ **unkompliziert:** Shaken Sie sich täglich ein bis drei Eiweißdrinks und essen Sie einen Apfel, eine Banane dazu. Das ist gesünder als ein Sandwich und einfacher, als sich im Büro dreimal am Tag Bohnen mit Reis zu kochen.

▶ **rein:** Während Käse, Eier, Fleisch immer gesättigte Fette mitliefern, sind Konzentrate frei von den Altmachern. Und sie liefern weder gichterregende Purine noch den Adernschadstoff Cholesterin.

▶ **leicht:** Um einen Bedarf von 80 Gramm Eiweiß zu decken, müssten Sie 0,6 Kilo Quark essen, 1 Kilo Austern, 12 Eier, 8 Pfund Kartoffeln, 2 Kilo Erbsen oder ein Pfund Hummer.

▶ **natürlich:** Zumindest natürlicher und für Ihren Stoffwechsel angenehmer als das Kohlenhydratpulver Mehl.

▶ **Plus Carnitin.** Dieser Eiweißstoff transportiert das Fett von der Fettzelle zum Muskel zur Verbrennung. Ein gutes Eiweißpulver enthält Carnitin. Sie können eine Dose Carnitin auch extra kaufen ab 22 Euro.

### Ein gutes Eiweißpulver hat …

…eine hohe biologische Wertigkeit über 130, das heißt, der Körper kann es hervorragend verwerten. Das sollte auf dem Etikett ausgewiesen sein. Wenn die Proteine bei der Herstellung nicht erhitzt wurden, das Eiweiß nicht denaturiert, dann ist es für den Körper besonders leicht verwertbar. Aber Vorsicht: Manche Eiweißkonzentrate sind alles andere als zuträglich für Ihre Gesundheit. Sie werden zum Beispiel aus Schlachtabfällen hergestellt und/oder stark erhitzt und haben eine biologische Wertigkeit von 20. Ihr Geld landet in der Kanalisation.

## Das kleine Wunder namens Carnitin

Sie haben einen Zauberstoff in Ihrem Körper. Etwa 20 Gramm davon. Er heißt Carnitin. Oder wie der Chemiker sagt – und sie auch ganz schnell wieder vergessen können: L-Beta-Hydroxy-Gamma-N-trimethylaminobutyrat. Ich will Sie nur darauf aufmerksam machen, dass das Wörtchen »amino« drin vorkommt. Und das heißt nichts anderes als Eiweiß. Also dieses Eiweiß namens L-Carnitin steckt in Ihrem Muskel. Und Muskeln verbrennen Fett. Und dafür brauchen sie L-Carnitin. Dieser Stoff ist das Transportschiffchen, das die Fettmoleküle in die Öfchen der Muskelzelle (Mitochondrien) zur Verbrennung transportiert. Carnitin ist also ein wichtiger Stoff in Ihrem Energiestoffwechsel, tätig im Fettabbau.

### Und es kann noch mehr

Neue Studien aus Genf und den USA zeigen auch: L-Carnitin hält die Fettzelle dazu an, ihr Fett rauszurücken. Es kurbelt die Mobilisation von Fett aus der Hüfte an. An Mäusen hat man festgestellt: Setzt man sie auf Carnitindiät, bauen Sie Fett ab – und Muskeln auf. Eine Sensation. Zur Zeit laufen zwei Studien in den USA an übergewichtigen Menschen, um nachzuweisen, dass Carnitin auch wirklich Muskeln beschert.
Also: L-Carnitin sagt zur Fettzelle: *Her mit dem Fett, transportiere es weiter an den Muskel zur Verbrennung* – und sorgt (wenn die Stu-

*Mit Carnitin-Eiweiß schmilzt Fett besser weg.*

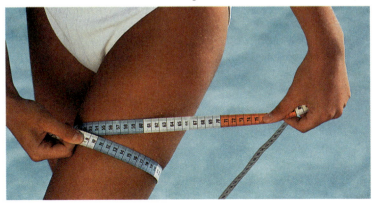

dien das für den Menschen bestätigen) auch noch dafür, dass wir während der Diät mehr von den Fettverbrennungsöfchen namens Muskeln aufbauen. Wenn das nicht wirklich eine Sensation ist.

**So macht sich ein Mangel bemerkbar**

Ohne Carnitin funktioniert keine Fettverbrennung. Die Folgen:
▶ Sie sind müde, weil sie schlecht Energie gewinnen.
▶ Ihr Herz ist schwach. Herzschwäche oder Angina Pectoris auf Grund von Carnitin-Mangel tritt im Alter nicht selten auf. Das Herz ernährt sich nämlich zu 80 Prozent aus Fett.
▶ Fett bleibt auf Hüften und Po liegen, man nimmt nur gaaaaanz langsaaaam ab.
▶ Und Muskelmasse schwindet. Denn um Carnitin zu gewinnen, baut der Körper Muskeln ab. Um ein Gramm L-Carnitin herzustellen, baut er 30 Gramm Muskeln ab. Und das wollen Sie nicht. Sie wissen: Nur im Muskel wird Fett verbrannt.

**Carnitin – und schon wird man schlank?**

Nun denken Sie, dann nehm ich einfach nur Carnitin, und schon schwinden die Pfunde. Damit wird auch ganz gerne Werbung gemacht. Sorry. Funktioniert nicht. Das zeigen Studien. Und das sagt auch der ganz normale Menschenverstand – das, was wir in der Schule gelernt haben: Energie vergeht nicht. Wenn Sie weiter Kaiserschmarrn und Wurst essen, macht Carnitin nur eines schlank: Ihren Geldbeutel.

**Carnitin plus Diät funktioniert**

Aber, und nun die frohe Nachricht: Wenn Sie eine Diät machen, Kalorien reduzieren, dann erhöht Carnitin die Fettverbrennung etwa um 25–30 Prozent. Die deutschen Forscher Lutzt und Fischer gaben 100 Übergewichtigen weißes Pulver ohne Carnitin und weißes Pulver mit Carnitin. Die Gruppe mit dem Carnitin-Eiweiß nahm um 25 Prozent mehr Fett ab.
Und die Universität Leipzig hat das auch ganz genau nachgemessen. Dort stellte man fest, dass die Einnahme von 3 Gramm Carnitin über 10 Tage hinweg die $CO_2$-Ausscheidung in der Atemluft signifikant steigert. Und was ist $CO_2$? Kohlendioxyd. Und der Nachweis, dass der Körper Fett verbrennt.

**Carnitin-Quellen**

Also der Körper stellt sein Carnitin selbst her – und es steckt im Essen. Im Muskel von Tieren. Weshalb Vegetarier meist Carnitin-mangel haben. Am meisten Carnitin liefert Schaffleisch, gefolgt von Rind und Schwein. Milch(produkte), Eier, Vollkornprodukte, Obst und Gemüse enthalten nur wenig.

**Der Muskelschutz**
Wir wissen zwar noch nicht 100-prozentig, ob Carnitin während einer Diät auch die Fähigkeit hat, Muskelmasse aufzubauen. Das tut es bei Mäusen. Ob das beim Menschen auch der Fall ist, wissen wir, wenn die Studienergebnisse aus den USA vorliegen. Aber wir wissen mit Sicherheit, dass L-Carnitin die Muskeln während der Diät vor Abbau schützt. Denn wenn genug Carnitin über den Tag hinweg aufgenommen wird, braucht der Körper nicht seine Muskeln anzugreifen, um genug Carnitin zu produzieren, das die vielen aus Hüfte und Po frei werdenden Fettsäuren in die Verbrennungsöfchen zum Muskel bringt. Übrigens: Eine wunderbare Nebenwirkung von Carnitin ist, dass es den Muskelkater verhindern hilft.

**Wie viel Carnitin ist genug?**
▶ Wenn Sie ganz normal Ihren Tagesbedarf decken, brauchen Sie nicht mehr als 250 bis 500 Milligramm pro Tag. Das deckt in der Regel eine ausgewogene Ernährung.
▶ Wenn Sie abnehmen, sollten Sie täglich ein bis zwei Gramm über den Tag verteilt einnehmen. Das fördert den Fettabbau. Idealerweise steckt Carnitin gleich im Eiweißpulver. Das garantiert eine regelmäßige Aufnahme, in der richtigen Dosierung.
▶ Drei Gramm pro Tag über einen gewissen Zeitraum hinweg verschreibt der Arzt zur Senkung von Blutfettwerten, bei Herzerkrankungen und Diabetes. Und Leistungssportler profitieren von Carnitin, weil es die Regenerationszeit verkürzt.

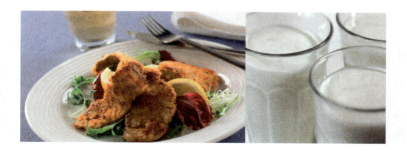

### Erfolgsformel 4
*Sie wissen, »künstliche« Kohlenhydrate mästen den Menschen*

Dass Fett fett machen kann, wenn man unter Fett Wurst, Käse und Pommes versteht, weiß jeder. Aber dass es noch einen sehr viel besseren Trick gibt, spricht sich erst seit neuestem herum. Zucker macht fett. Viel besser. Viel schneller. Viel effektiver. Das wissen die Amerikaner. Die sind uns hier – wie so oft – um Jahre voraus. Die werden fett durch Zucker. Und durch die weißen wabbeligen Brötchen rund um das Hack. Und durch Cola. Gucken Sie mal in die Tiermast: Wie werden Schweine dick? Mit Kohlenhydraten: mit Glukosesirup (leider mitunter versetzt mit Hormonen namens MPA – Medroxy-Progesteron-Acetat), Mais und Kartoffeln. Wie mästet man Menschen? Im Prinzip genau so. In Deutschland raten die Ernährungsexperten immer noch: Spart Fett. Esst mehr Kohlenhydrate.

### Künstliche versus natürliche Kohlenhydrate

Nur: Kohlenhydrate sind nicht gleich Kohlenhydrate. Es gibt solche, die die Natur produziert, die stecken in Vollkorngetreide, Obst und Gemüse. Und es gibt solche, die der Mensch produziert: Zucker, Weißmehl und alles, was daraus in der Fabrik entsteht, wie z. B. Fruchtnektar, Cornflakes, Marmelade, Kekse, Pizzen und Co. Natürlich ist es gut, wenn man mehr von den Kohlenhydraten der Natur isst. Mit ein paar kleinen Ausnahmen. Dazu später. Aber das tut keiner. Darum macht die Aufforderung »*Esst mehr Kohlenhydrate, weniger Fett*« fett. Sieht man eindrucksvoll in USA. Dort wird seit vierzig Jahren Fett gespart. Und das Verrückte ist, alle werden immer dicker.

### Insulin, Zucker und das dicke Ende ...

Wenn Sie – ich will sie jetzt mal die »künstlichen« Kohlenhydrate nennen – aufnehmen, beispiels-

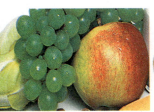
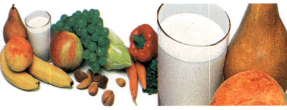

weise Weißbrot, Pommes oder Schokoriegel, dann spalten Enzyme (Amylasen) alles klein in Zuckermoleküle, wie sie im Haushaltszucker vorkommen, in das kleinste Molekül: Glukose. Wenn Glukose ins Blut wandert, steigt der Blutzuckerspiegel an. Das ist das Zeichen für die Bauchspeicheldrüse. Sie aktiviert ihre Langerhansschen Zellen und produziert das Hormon Insulin. Insulin ist lebenswichtig. Weiß jeder Diabetiker, der sich sein Insulin nicht spritzt. Es hat die Aufgabe, den Zucker dahin zu bringen, wo er hingehört: in die 70 Billionen Körperzellen zur Energiegewinnung, zum Muskel, zum Gehirn, zum Herz, zu den Nerven, den roten Blutkörperchen… Die Folge: Der Blutzuckerspiegel sinkt wieder auf sein normales Niveau – idealerweise so bei 80 Milligramm Zucker (Glukose) pro Deziliter Blut. Normalerweise. Nur, nach jahrelangen Kohlenhydrat-Exzessen mögen die Zellen nicht mehr. Sind müde. Irgendwie zuckersatt.

### … Insulinresistenz

Die Bauchspeicheldrüse muss dann sehr, sehr viel Insulin produzieren, damit überhaupt noch Glukose in die Zellen gelangt. Im Fachjargon heißt das dann Insulinresistenz und das ist die Vorstufe für Diabetes. Und jährlich erkranken 300 000 Deutsche an Diabetes Typ 2. Hausgemacht. Mit zu viel Kohlenhydraten im Blut, zu wenig Bewegung – und, darauf komm ich später: zu wenig Fett. Auch Fett hält schlank.

> **INFO**
>
> **Lust auf Acrylamid?**
> Können Sie noch guten Gewissens zugucken, wenn Ihre Kinder Pommes und Chips essen? Ich nicht. In hocherhitzten, kohlenhydratreichen Lebensmitteln wie Knäcke, Flakes, Chips und Pommes haben schwedische Forscher nämlich Acrylamid gefunden. Einen Stoff, der das Erbgut schädigt und Krebs erregt. Medienvertreter haben dann mal in unsere Supermarktregale geguckt und Chips und Co. testen lassen. Was fanden sie? Die hundertfachen Grenzwerte. Verdirbt mir den Appetit. Acrylamid macht nicht die Natur. Macht der Mensch, indem er hoch erhitzt.

### Insulin sperrt das Fett auf den Hüften ein

Insulin reguliert also den Blutzucker. Ohne Insulin können wir nicht leben. Nur: Insulin unterstützt die so genannten anabolen Prozesse im Körper: Aufbau und Speicherung. Was heißt das praktisch? Insulin sorgt dafür, dass Kohlenhydrate als Glykogen gespeichert werden. Das tut uns nicht weh. Aber es sorgt auch dafür, dass im Blut schwimmende Fettsäuren ins Depot auf die Hüften wandern. Und: Solange Insulin im Blut regiert, bleibt das Fett in der Zelle eingesperrt. Solange Insulin im Blut ist, bleibt das Fett auf den Hüften liegen. Es kann gar nicht abgebaut werden – ein Gesetz der Natur. Deswegen nimmt zu, wer von morgens bis abends mit Fertigprodukten, Brot, Süßem und Softdrinks sein Insulin lockt.

**Kohldampf auf mehr**
Je höher der Blutzuckerspiegel nach dem Essen ansteigt, desto niedriger sackt er nach gewisser Zeit ab. Das mag das Gehirn nicht, es lebt von Zucker. In dieser Phase, wenn der Zucker im Blut niedrig ist, quält uns Hunger. Heißhunger. Auf Süßes. Auf noch mehr Brot, auf Kekse, auf einen Riegel, auf etwas Essbares. Kennen Sie. Wenn Sie mittags eine Süßspeise essen? Wenn Sie Bratkartoffeln, Kuchen oder Schokolade essen? So nach einer, zwei Stunden zittern die Hände ein bisschen, Sie werden unkonzentriert, könnten in den Schreibtisch beißen – wenn da nicht der Kuchen in der Kantine wäre… Das ist der Beginn eines Kreislaufs, der zu Fettsucht führt.

**Der Zuckerfaktor GI: Glykämischer Index**
Essen, Insulin, Fett einsperren, noch mehr essen, Insulin, noch mehr Fett einsperren… Das muss nicht sein, erkannte Dr. Jenkins von der Universität in Toronto. Während Deutschland in den achtziger Jahren »light« und »low fat« verschlang, legte er einen anderen Maßstab an Lebensmittel an. Er bewertete sie nicht nach Fettaugen, sondern nach dem Glykämischen Index (GI) – einem Zuckerfaktor. Er misst den Einfluss eines Lebensmittels auf den Blutzuckerspiegel. Den Einfluss auf das Hormon Insulin. Lockt es viel Insulin, das dick macht. Oder lockt es wenig Insulin. Bereits in den achtziger Jahren gab Dr. Jenkins Obst, Gemüse, Schokolade, Brötchen & Co. einen Wert von eins bis 100. Er empfahl seinen Patienten Lebensmittel mit einem niedrigen Zuckerfaktor – und siehe da, die Pfunde schmolzen nur so dahin.

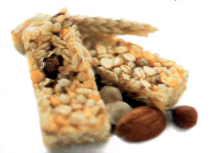

## INFO

**Sie sind ein ganzer Mensch**

Sie unterschätzen mich. Ich bin ein listiger Mensch. Ich bin Arzt seit 30 Jahren. Ich sehe den Menschen als Ganzes. Verordne ganzheitliche Medizin.

Wenn Sie zu mir kommen, weil Sie Gewicht verlieren möchten, sehe ich Sie als Ganzes. Und denke mir: Diesen Ihren Wunsch erfülle ich Ihnen gerne... und noch viel mehr. Wenn ich zu Ihnen sage: »Laufen Sie, um Fett zu verbrennen, um endlich abzunehmen«, meine ich: »Durchflute dein Gehirn mit mehr Sauerstoff, werde wach, produziere Glückshormone wie Serotonin, werde wieder ein bisschen glücklicher. Und das bekommst du nebenbei geschenkt.«

Verstehen Sie? Sie kommen zu mir wegen der Gewichtsabnahme und ich weiß, dass ich Sie mit meinen Ratschlägen gleichzeitig ein bisschen gesünder und glücklicher mache. Und das ist auch der Hintergrund meiner eiweißbetonten Ernährung. Ich erkläre Ihnen, dass Sie durch Bewegung und proteinreiche Ernährung wie Quark und Fisch Ihren Hormonstatus verbessern. Mehr Schlankhormone produzieren. Und wie Sie wissen, messe ich das und halte Ihnen dann den Laborbogen unter die Nase. Zehntausende meiner Patienten haben das schriftlich zu Hause. Die brauchen keine Schreibtischexperten. Die können selbst lesen.

Gleichzeitig denke ich aber an Ihr Immunsystem. Und weiß, dass ich mit dieser Art Ernährung und mit Bewegung Ihr Immunsystem stärke. Erkenntnisse, die ich dem hochgeschätzten Läufer-Professor Gerd Uhlenbruck verdanke. Auch so ein listiger Praktiker. Der göttliche Aphorismen schreibt. Der genau wie ich häufig innerlich lacht. Die heilende Kraft des Lachens...

Und ich denke an Ihre Knochen. Stichwort: Volkskrankheit Osteoporose. So viel Leid... umsonst! Das Knochengerüst (55 %) ist Eiweiß, an welches Calcium drangebaut wird. Mit Eiweiß und dem Bewegungsreiz nehmen Sie nicht nur ab, sondern stählern auch Ihre Knochen wieder. Ich sehe Sie als ganzen Menschen. Jeder meiner Ratschläge ist vordergründig und angeblich auf ein Ziel gerichtet: Fit zu werden, schlank zu werden. In Wahrheit sind meine Ratschläge komplex und betreffen Sie als ganzen Menschen. Machen Sie sich wieder insgesamt gesünder, glücklicher, kompletter.

**Verblüffende Dickmacher**
Dieses System verfeinerten Wissenschaftler der Universität Sidney. Und so liegen mittlerweile für viele Lebensmittel GI-Werte vor, die anzeigen, ob es dick macht oder nicht. Je weniger ein Lebensmittel den Zuckerspiegel hochtreibt, je weniger Insulin es lockt, desto niedriger ist die Zahl, desto niedriger ist sein GI und umgekehrt. Die australischen Forscher entdeckten so manch Verblüffendes: kleine Dickmacher, von denen wir das nicht vermuten. Um nur einige zu nennen: Cornflakes, Kartoffeln, Knäckebrot, Mais, Melonen oder Rosinen.

**Ein paar Beispiele mit Zahlen:**
Trauben haben einen GI von 46, Rosinen von 64. Weißbrot hat den GI von 70, Vollkornschrotbrot 53. Pommes 75, Pellkartoffeln 62, Kirschen 20, getrocknete Datteln 103. Apfelsaftschorle 20, Bier 110. (Siehe auch Tabelle Seite 144)

Und nun haben die Forscher des Weiteren festgelegt:

**GI 1 bis 55 hält schlank**
▶ Gut sind Lebensmittel mit niedrigem GI, nämlich von 1 bis 55. Darunter fallen: Gemüse und Obst (mit wenigen Ausnahmen), Milchprodukte, Roggenbrot (Sauerteig), frische Säfte, Fruchtzucker, Nudeln aus Hartweizengrieß. Auch Fleisch, Geflügel und Fisch haben einen niedrigen GI, weil sie kaum Kohlenhydrate enthalten.

**GI 56 bis 70 nicht mit Fett kombinieren**
▶ Mittel, aber okay sind Lebensmittel mit einem GI von 56 bis 70. Davon kann man ruhig essen, nur eben nicht so viel – und nicht zusammen mit Fett, weil das Fett dann auf den Hüften landet und dort eingesperrt wird. Dazu zählen beispielsweise Rosinen, Rote Bete, reife Bananen, Honig, weißer Langkornreis, Pellkartoffeln.

**GI über 70 macht dick**
▶ Und alles darüber, also GI über 70, ist purer Stress für unsere Bauchspeicheldrüse – und Mastfutter für die Fettzellen. Weil sie zu viel vom Dickhormon Insulin locken. Das sollte man in Maßen genießen. Beispiele: Bier, Weißbrot, Limonaden, Fruchtnektare,

## INFO

### Unwissen macht krank

Kürzlich bekam ich einen Brief von einem Leser, ich nehme an, es handelt sich um makabren Humor, bin mir aber nicht ganz sicher. Deswegen möchte ich Ihnen diesen Brief nicht vorenthalten – als Warnung für alle, die ähnlich denken:

»Da jeder von uns von ewiger Jugend träumt, habe ich versucht umgehend die Diät umzusetzen. Als Diabetiker war ich natürlich bestens dafür geeignet. Ich habe somit meine täglichen Insulinspritzen abgesetzt, damit das Alt- und Dickmachhormon Insulin nicht mehr meinen Körper schädigen kann. Des weiteren habe ich meine Ernährung auf eiweißhaltige Nahrung umgestellt. Als Ergebnis bin ich nach vier Tagen mit einem Blutzucker von 680 mg/dl im Krankenhaus gelandet. Dort wurde ich von den Ärzten dank Insulin wieder auf die Beine gebracht. Ebenso wurde ich auf meine geistige Zurechnungsfähigkeit untersucht. Das Ergebnis Ihrer Wunderdiät waren für mich 49 Euro Krankenhauskosten, Gefäßschädigungen durch den hohen Blutzucker und die ernüchternde Wahrheit, dass auch Ihre Diät nicht zur ewigen Jugend führen kann. Oder habe ich etwas falsch gemacht?«

*Liebe Diabetiker, tun Sie mir einen Gefallen und setzen Sie Ihre Blutzucker-Medikamente nicht ab, solange Ihr Arzt Ihnen nicht sagt: »Sie brauchen sie nicht mehr!«*

Kekse, Schnellkochreis, Cornflakes, weißer Reis, Müsli mit Zucker, Bratkartoffeln …

### Wissen macht schlank

Nämlich wissen, welche Lebensmittel die Bauchspeicheldrüse nicht stressen, das Dickhormon Insulin nicht locken, also welche einen GI unter 55 haben, und welche das Insulin locken, also einen GI über 70 haben. Auf Seite 144 finden Sie eine Tabelle mit diesem Wissen.

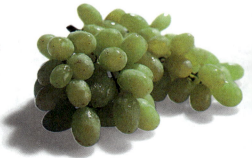

## Erfolgsformel 5
## Sie ahnen, Fett macht nicht fett

Fett macht fett? Merkwürdigerweise nicht, wenn man Eskimo ist. Die essen täglich 40 bis 45 Prozent Fett. Fett sparen macht schlank? Dann hätten sich die Bewohner von »light world« schon längst in Luft aufgelöst – doch nie war der Amerikaner so dick wie heute. Der Fettanteil im Essen sank von 40 auf 34 Prozent der Kalorien und gleichzeitig verdoppelte sich die Zahl der Übergewichtigen. Die Herzinfarktrate nahm nicht ab, aber Diabetes nahm drastisch zu. Im Übrigen würden die Südländer, die Olivenöl gläschenweise zu sich nehmen, längst durch die Gegend kugeln.

Schon in den zwanziger Jahren entdeckte man: Tiere, die ohne Fett gefüttert werden, wurden krank. Also wahr ist: Es ist höchste…

*Die beste Herzgesundheit: Salat mit Olivenöl.*

### …Zeit für einen Ölwechsel

Es gibt träges und aktives Fett. Das träge Fett, das tierische Fett mit den Namen »Wurst«, »Braten«, »Sahne«, »Speck«, »Schmalz«, »Butter«, aber auch »Palmfett«, ist unseren Fettpolstern sehr ähnlich und wandert direkt auf die Hüften. Das andere, aktive, sportliche Fett übernimmt Aufgaben im Körper, ist so genanntes »Funktionsfett«. Der Körper baut sich aus den aktiven Fetten Nervenstrukturen (Sphingolipide) und polstert die Zellwände aus, stabilisiert die Zellen. Der Körper bildet aus den richtigen aktiven Fettsäuren die Superhormone Eicosanoide, die den ganzen Menschen auf schlank und gesund trimmen.

### In uns tickt eine Zeitbombe…

In den 60er Jahren produzierte man in den USA viel Soja, viel Mais – viel Tierfutter. Da fiel dann auch viel Öl an, und das warf man auf den Weltmarkt. Massenweise. Billig. Und die Ernährungsexperten erzählten dazu: Mehrfach un-

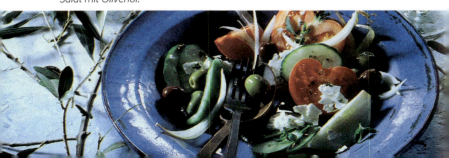

> **INFO**
>
> Mark Twain hat einmal gewarnt: »Vorsicht beim Lesen von Gesundheitsbüchern, du könntest an einem Druckfehler sterben.« Ist so. 40 Jahre lang verteufelten Ernährungsexperten das Fett. Drückten die Konsum-Empfehlung auf: Nicht mehr als 25 Prozent! Fett macht fett, Kohlenhydrate fit. Nur erreicht haben sie nix, jedenfalls nix Gutes. 25 Jahre lang rieten Mediziner und Ernährungsexperten dazu, das böse Fett durch gute Kohlenydrate zu ersetzen. Und was passiert, wenn man das tut? Die Blutfette steigen an, das gute HDL-Cholesterin sinkt. Und die LDL-Menge wird größer – aggressiver für die Gefäßwände, gefährlicher fürs Herz. Ist so. Gibt es auch viele Studien. Nur scheint die nur ein Ernährungsexperte in Deutschland zu lesen: Nikolai Worm. Er trägt alle Studien zusammen. Liest, weiß Bescheid und fordert: »Dass Ernährungsempfehlungen dem aktuellen Kenntnisstand entsprechen – und nicht der Meinung einzelner Ernährungspäpste.« Je fettärmer und stärkereicher wir essen, desto schlechter sind unsere Blutwerte. In der Nurses Health Study der Harvard Medical School in Boston fand man bei rund 80 000 Krankenschwestern keinen Zusammenhang zwischen Herzinfarkt und Fettverzehr. Aber: Glaubten die Krankenschwestern an den Segen kohlenhydratreicher Kost, verdoppelte sich die Infarktrate.

gesättigte Fettsäuren (hier die Omega-6-Fettsäuren, vor allem Linolsäure) sind supergesund. Und wir schütteten uns 40 Jahre lang Soja- und Maiskeimöl und Sonnenblumenöl in den Körper. Hinzu kommen tonnenweise Chips, Pommes, Backwaren, Schnellgerichte, die diese Omega-6-Fette in Form von gehärteten pflanzlichen Fetten enthalten. Was macht der Körper aus der vielen Linolsäure, die da drinsteckt? Viel Prostaglandine (schlechte Eicos). Das bedeutet: Viel Entzündungen. Und das wiederum heißt – und viele Studien beweisen das – Alzheimer, Diabetes, Schlaganfall, Herzinfarkt, Arteriosklerose. Viele chronische Krankheiten führen Experten heute auf den Konsum falscher Fette zurück.

### ...das Gegenmittel

Wie kann man diese Zeitbombe entschärfen? Ganz einfach: Mit Omega-3-Fettsäuren. Heute steckt in unserem Körper ein Missver-

hältnis. Omega-6- zu Omega-3-Fettsäuren beträgt 20:1. Die DGE empfiehlt richtig: möglichst 5:1. Unsere Vorfahren – soweit wir wissen – aßen 1:1. Die hatten es leichter. Die aßen Wild. Das hatte im Schnitt nur drei Prozent Körperfett, nicht 30 Prozent. Und enthielt viel mehr Omega-3-Fettsäuren als das heutige Stallvieh.
Wir müssen dem Körper also einfach wieder mehr Omega-3-Fettsäuren zuführen, dann reduziert sich der Omega-6-Anteil so weit, dass das Verhältnis gesund ist. (Es gibt keine natürlichen Gifte, nur die Dosis macht das Gift). Wenn Sie also Omega-3-Fettsäuren in Form von Lachs, Thunfisch, Hering, Leinöl und Rapsöl zu sich nehmen und Omega-6-Fettsäuren nur sparsamst verwenden, dann verlagert sich das Gleichgewicht hin zu guten Eicos im Körper, Entzündungen und die daraus resultierenden Krankheiten verschwinden – und Übergewicht auch.

### Fett macht sogar schlank

»Die Lipogenese« (also der Fettaufbau, das Wuchern der Pfunde auf der Hüfte) »wird durch mehrfach ungesättigte Fettsäuren gehemmt und durch eine Diät mit hohem Anteil an Kohlenhydraten gesteigert.« Das kann man in der Ernährungsumschau (Heft 3, 2002) lesen. Vermittelt wird das, kann man weiterhin lesen, durch »Hormone, welche die Lipogenese hemmen (Wachstumshormon und Leptin) oder stimulieren (Insulin)«. Das finde ich unglaublich spannend. Das wird so nie laut gesagt. Das steht nur in Fachmagazinen.

### Übersetzt und praktisch heißt das ...

Die aktiven Fettsäuren aus Olivenöl, Leinöl, Rapsöl und Lachsöl regulieren, was und wie viel wir essen und beeinflussen andere Mitspieler beim Fettauf- und -abbau. Sie verhindern, dass das Fett auf den Hüften wuchert. Sie bremsen über Leptin den Appetit, verhindern Insulinresistenz (Diabetes) – und regen die Thermogenese an. Das heißt: Wenn wir diese aktiven Fette zu uns nehmen, verpuffen Fettpölsterchen einfach in Wärme über die Haut.
Da das träge Fett vor allem in tierischen Produkten vorkommt und das sportliche in Pflanzen und Fisch, sollten Sie schleunigst einen Ölwechsel vornehmen: Sparen Sie an tierischen Fetten – vor allem an denen die man nicht sieht, in der Wurst und im Fertigprodukt – und prassen Sie dafür mit den gesunden Ölen wie Olivenöl, Leinöl, Rapsöl, Sesamöl ... Statt Innereien, fettem

roten Fleisch und Eigelb besser öfter Fisch essen, Nüsse knabbern. Und: Streichen Sie doch einmal eine Avocado statt Butter aufs Brot. Natürlich: Pommes, Chips, Fertigprodukte passen nicht in ein gesundes Leben.

### Fettsäuren und Insulin

Schlechte Eicosanoide locken Insulin und Insulin vermindert seinerseits die Bildung von den guten Eicos. Die Folge: Fett bleibt auf der Hüfte liegen. Viele gute Eicos hingegen bedeuten: wenig Insulin. Das Schlankhormon Glukagon kann ackern. Tierische Fette, Zucker, Trans-Fettsäuren, Arachidonsäure aus Eidotter, Innereien und in fettem rotem Fleisch, zu viel Omega-6-Fettsäuren (Weizenkeim-, Soja-, Distel-, Maiskeim-, Sonnenblumenöl) zu wenig Omega-3-Fettsäuren (Seefisch, Leinöl und Hanföl) und Stress verschieben das Verhältnis in Richtung schlechte Eicos. Das bedeutet irgendwann Insulinresistenz und dann Diabetes.

### Olivenöl gegen Diabetes

Olivenöl weist den Dickmacher Insulin in seine Schranken. In einer Studie, die 2001 in der Fachzeitschrift Diabetologia erschien, untersuchten Wissenschaftler die Ernährung von Diabeteskranken. Die Testpersonen, die einfach ungesättigte, aktive Fette, anstatt tierischer Fette aßen, hatten vitalere Zellen. Die Zellen reagierten schnell und hellhörig auf das Insulin. Sie hatten eine geringere »Insulinresistenz«, sprich weniger Probleme mit dem Gewicht, als Testpersonen, die tierische Fette aufgabelten. Also: Machen Sie es wie die Kreter: täglich ein Gläschen Olivenöl.

---

#### Der gesunde Fettfahrplan

**Das sollten Sie meiden:** gehärtete Fette. Das steht auf dem Etikett von Fertigprodukten. Chips, Pommes. Diese enthalten übrigens auch oft Acrylamid. Ein krebserregender Stoff, der durch hohes Erhitzen von Kohlenhydraten mit Fett entsteht.

**Nicht mehr als ein Esslöffel täglich:** Distelöl, Weizenkeimöl, Maiskeimöl, Sojaöl, Sonnenblumenöl.

**Gute Quellen für einfach ungesättigte Fette:** Olivenöl, Rapsöl, Avocado, Haselnüsse und Sesamsamen.

**Gute Quellen für Omega-3-Fettsäuren:** Lein/Flachsöl, Erdnussöl, Hanföl, Lachs, Dornhai, Makrele, Hering.

## Erfolgsformel 6
### Sie zapfen die richtigen Tankstellen an

Wir kommen aus dem Wasser, bestehen aus Wasser, enden als Staub. Altern ist ein lebenslanger Dehydratationsprozess. Kaum liegen wir in der Wiege, trocknen wir schon aus. Ein Säugling besteht zu 75 Prozent aus Wasser, ein Erwachsener zu 60 Prozent. Ein alter Mensch zu 50 Prozent. Um alle 70 Billionen Zellen des Körpers optimal mit dem Lebenselexier zu versorgen, braucht man mindestens drei Liter Flüssigkeit pro Tag. Weniger macht dick.

### Ohne Flüssigkeit kein High-Speed-Stoffwechsel

Wer nicht genug trinkt, so zeigen Studien, fährt seinen Energieverbrauch um zwei bis drei Prozent runter. Durst heißt: Notsituation. Der Körper schraubt den Stoffwechsel runter. Bunkert Fett. In Zahl: ein Kilo pro Jahr. Also nie warten, bis der Durst kommt. Beständig trinken. Schon morgens 1,5 Liter, denn das schärft auch noch die Konzentration.

▶ Wer wenig tankt, lockt das Dickhormon: Durstige Zellen schrumpfen und reagieren mit Insulinresistenz. Sie hören nicht mehr auf die Botschaft des Dickhormons Insulin. Die Bauchspeicheldrüse muss mehr davon produzieren – und das, wie Sie bereits wissen, ist unglaublich belastend für die Hüfte. Macht Hüftgold.

▶ Sauer macht nicht immer lustig: Wer Fett wegschmilzt, abnimmt, und nicht genug trinkt, übersäuert seinen Körper. Fettdepots abbauen heißt: Fettsäuren dringen aus dem Hüftgefängnis ins Blut und machen es sauer. Die Folgen: Die Haut altert schneller, Wunden heilen schlecht, Müdigkeit, Konzentrationsschwäche, Verschlacken des Bindegewebes, Wasser-

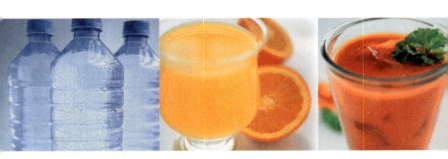

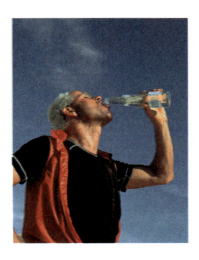

*Trinken regt den Stoffwechsel an, Wasser trinken hält schlank.*

> **Trinken Sie sich satt**
>
> Trinken Sie immer, wenn Sie Hunger haben – und vor allem vor dem Essen. Getränke füllen den Magen, der Braten passt einfach nicht mehr rein. Diesen Trinktrick kann man auch nutzen, wenn Süßhunger aufkommt. Wasser, Apfelsaftschorle oder Tee verjagen die Lust auf Süßes.

ansammlung im Körper, Cellulite. Langfristig führt Übersäuerung zu Rheuma, Neurodermitis, Paradontose, Krampfadern, Bandscheibenvorfall, Magen-Darm-Erkrankungen, Herzinfarkt, Schlaganfall. Zu viel Säuren scheidet der Körper aus, mit Hilfe von Schweiß, Harn, Durchfall. Also mit Hilfe von Flüssigkeit. Das wirksamste Mittel gegen Übersäuerung: trinken, trinken, trinken.

## Bleifrei oder was?

### Wasser

Trinken Sie Wasser. Es spielt keine Rolle, ob Sie Leitungswasser trinken, stille Mineralwasser oder mit Kohlensäure versetztes. Zumindest anfangs. Irgendwann werden Sie zum Wasserkenner und trinken nur noch wie ich – wieheißtdaswasserdennnurnochmal, ach ja: Tynant Original Spring Water aus Lampeter in Middle Wales. Geben Sie in jedes Glas den Saft einer halben Zitrone. Vitamin C heizt dem Fettstoffwechsel ein, fängt Radikale.

### Fruchtsaft

Säfte, am besten frisch gepresst, versorgen den Körper mit Vitaminen. Für Pressfaule: Auf der Flasche im Supermarkt sollte »ungesüßt« stehen oder »ohne Zuckerzusatz«. Fruchtzucker belastet den Insulinhaushalt wenig. Der GI liegt um 40. Den können Sie dritteln – mit Wasser. Wer abnehmen will, trinkt Saftschorle in einem Verhältnis von zwei Drittel

Wasser zu einem Drittel Saft. Apfelschorle liefert alles, was das Läuferherz begehrt. Von Fruchtnektar sollten Sie die Finger lassen. Der hat wenig Frucht und dafür einen hohen GI.

### Gemüsesäfte

Ideale Vitalstofflieferanten. Unvergleichlich geizig, was Kalorien betrifft. Trinken Sie täglich ein bis zwei Gläser Gemüsesaft. Manchen tut das morgens gut, weil sie dann noch keine Schüssel Obstsalat vertragen, die den Magen füllt.

### Isodrinks

Oft werde ich gefragt, was ich von Sportlergetränken halte. Meine Antwort? Brauchen Sie nicht, mixt die Industrie. Das kann die Natur besser. Apfelschorle liefert alles, was ein Läufer braucht. Flüssigkeit, Geschmack, Magnesium, Kalzium, Kalium.

### Softdrinks

Limonaden mit oder ohne Koffein, mit oder ohne Gummibärchengeschmack sind die idealen Masthilfsmittel. Die zuckersüßen Kalorienbomben locken Insulin und sorgen so den ganzen Tag für Heißhunger auf Süßes. Der hohe Zuckeranteil von 12 Prozent verlangsamt die Flüssigkeitsaufnahme ins Blut. Gerade der bewegte Mensch sollte seinen Durst nicht mit aromatisiertem Zuckerwasser löschen.

### Light-Getränke

Diese Tankstelle heißt Industrie. Und die ist nicht daran interessiert, dass Sie weniger trinken. Süß macht Lust auf mehr. Egal ob in Form von Zucker oder von Süßstoff. Sind Sie Diabetiker? Dann ist Süßstoff freilich ein Segen. Gesunde brauchen die Chemie nicht. Der Körper lässt sich eh nicht foppen.

### Kaffee

Gute Nachricht für Kaffeefans: Studien zeigen, Koffein treibt die Fettverbrennung an. Aber nur mit einem altbekannten Trick: Trinken Sie die doppelte Menge Wasser dazu. Sie kennen sicher das typische Glas Wasser beim Italiener? Sinnvoll. Denn Kaffee entwässert den Körper. Und Sie wissen, dann schrumpfen die Zellen, und das bremst wiederum den Fettabbau.

### Tee

Abnehmen und Tee trinken – dann müssen Sie nicht lange warten. Tee liefert null Kalorien. Vor allem grüner Tee, Kräuter- und Früchtetees sind ideale Schlankgetränke. Sie beruhigen den Magen, entspannen, vertreiben Heißhunger, ohne Kalorien oder insulinlockenden Zucker.

*Bier*

Im Bier steckt Maltose. Dieses Kohlenhydrat hat einen höheren GI als Zucker, bringt das Dickhormon Insulin auf fetthortende Hochtouren. Wer abnehmen will, sollte auf Bier verzichten – bis der Bauch weg ist. Dann ist ein Gläschen Bier pure Medizin. Die Hopfenwirkstoffe lassen gut schlafen, beugen Osteoporose und Arterienverkalkung vor. Und Bier versorgt seinen Trinker mit Magnesium, Kalium, Zink, Selen, Eisen, B-Vitaminen.

*Wein*

Ein Glas trockener Weiß- oder Rotwein ist ein probates Herzschutzmittel, beugt Krebs vor und freut immer wieder den Gaumen. Weil trockener Wein einen niedrigen GI hat, können Sie ihn, nach der Vital-Fatburning-Diät ruhig genießen.

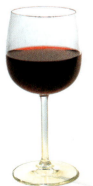

*Prost Gesundheit!*

## Erfolgsformel 7
### Sie kennen die Schlankbotschaft: »Mensch, ärgere dich nicht«

Wissenschaftlich ist Stress ein Zustand höchster körperlicher, geistiger und emotionaler Alarmbereitschaft. Diese Reaktion des Körpers ist überlebensnotwendig, aber nur, wenn Sie gerade ein Mammut jagen, einen Zweikampf austragen oder vor dem Feind fliehen müssen. Stresshormone befähigten unseren Organismus Millionen Jahre lang erfolgreich, in gefährlichen Momenten Höchstleistungen zu erbringen. Heute schütten wir noch genau den gleichen Hormoncocktail aus. Nur – wir setzen heute diese Energie nicht mehr körperlich um, sondern sitzen still da, und so staut sich Stressenergie immer mehr auf und richtet sich schließlich gegen uns: Das Immunsystem spielt verrückt, der Stoffwechsel sackt ab, der Kreislauf wird überlastet, giftige Schlacken überfluten den Organismus, blockieren die sensiblen Nervenbahnen, die Verdauung streikt – Pfunde wuchern.

**Stress ist meistens hausgemacht**

Fast 98 Prozent aller heutigen Stresssituationen sind irreal. Termindruck, Selbstzweifel, Geldsorgen, Liebeskummer und Figurprobleme bringen Sie auf Hochtouren. Oder besser gesagt, das, was Sie darüber denken. Denn nur Ihre eigenen Gedanken lassen entweder regenerative Harmonie-Impulse oder destruktive Stresshormone durch den Organismus fluten. Alle Kulturen wussten früh um diesen Zusammenhang und entwickelten eine Fülle an stressabbauenden mentalen Techniken.

*Mein 20-Sekunden-Rezept*
Sie müssen nicht täglich eine Stunde Yoga machen. Ich weiß, Sie haben keine Zeit, aber schon ganz einfache Kurztechniken helfen Ihnen, den Stress loszuwerden, der Sie krank macht – und dick. Und das funktioniert ganz einfach: Überkommt Sie Stress, überfällt Sie eine Heißhungerattacke oder Schuldgefühle, dann lassen Sie die Schultern fallen, der Nacken entspannt, atmen Sie fünfmal tief in den Bauch ein und dann doppelt so lange aus. Zack. Und schon ist der Stress weg.

**Der Zwei-Minuten-Tiefschlaf**
Im Schlaf regenerieren wir, bauen Schadstoffe und Schlacken ab, schütten Wellness- und Schlankhormone aus. Im Schlaf lösen wir auf intellektuelle oder emotionale Weise Probleme. Schlaf verjüngt Körper, Geist und Seele. Leider reichen die heute üblichen fünf bis acht Stunden Nachtschlaf nicht mehr, um die im stressüberfluteten Alltag anfallenden Negativreize aus Körper und Seele zu eliminieren. Und auch für eine ausgiebige Siesta nimmt sich kaum jemand Zeit. Aber: Kurze Tiefschlafphasen können dieses Regenerationsdefizit ausgleichen.

*Zwei Minuten reichen*
Sie brauchen nur etwa alle drei Stunden zwei Minuten dafür. Wenn Sie also morgens um sieben aufstehen und um 24 Uhr zu Bett gehen, planen Sie einfach einen zweiminütigen Blitzschlaf gegen 10 Uhr, 13 Uhr, 16 Uhr, 19 Uhr und 22 Uhr. Wichtig ist Regelmäßigkeit. Dann wird ein Zwei-Minuten-Break zum Automatismus.

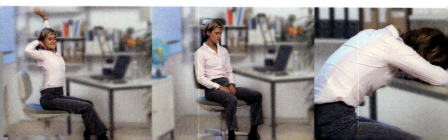

*So fallen Sie sekundenschnell
in tiefsten Schlaf:*
1. Uhr auf zwei Minuten stellen. Setzen Sie sich bequem auf einen Stuhl, lockern Sie die Kiefermuskeln, strecken Sie sich, gähnen Sie. Lassen Sie Ihre Schultern locker.
2. Stellen Sie die Füße bequem breitbeinig auf den Boden, legen Sie Ihre Arme ganz locker auf die Oberschenkel oder auf den Tisch. Lassen Sie Ihren Kopf weich nach vorne fallen oder legen Sie ihn auf die Arme. Schließen Sie Ihre Augen. Und atmen Sie so lange wie möglich aus, dann ganz weich und ruhig tief in den Bauch. Stellen Sie sich vor, dass mit jedem Atemzug frische, reine Energie in Ihren Körper flutet und mit jedem Ausatmen alles Alte, Dunkle, Verbrauchte ihn verlässt.
3. Und nun sagen Sie sich unhörbar im Rhythmus des Atmens ständig ein- und dieselben, monotonen Silben vor: Zum Beispiel umami, umami, umami oder Ooom, Ooom. Immer weiter, immer im gleichen Rhythmus ... Auftauchende Gedanken, Gefühle und innere Bilder nehmen Sie ruhig und wertfrei wahr.

**Träumen Sie sich schlank**
Rein mit Geisteskraft können Sie Ihren Blutdruck senken, den Puls verlangsamen, Muskeln trainieren und Pfunde zum Schmelzen bringen. Das nennen die Experten Visualisation. Man macht sich einen Film im Kopf, der das Leben verändert. Jeder kann das. Sie sehen und empfinden sich als dick, schwerfällig, unfähig, sich zu bewegen – die negative Visualisierung klappt also bereits hervorragend. Jetzt müssen Sie nur noch die Regieanweisung ändern. Befolgen Sie einfach folgende Anweisungen und in zehn Tagen laufen in Ihrem Kopf immer mehr schöne Filme ab.

**Die Zehn-Minuten-Visualisation**
Nehmen Sie sich täglich 10 Minuten Zeit für Fantasie. Am besten morgens, nach dem Laufen, Duschen und Frühstücken – kurz bevor Sie in Ihren Alltag starten. Sonst abends, kurz vor dem Einschlafen.

*Anleitung für
Kopfkino-Regisseure*
Gehen Sie in einen ruhigen Raum. Legen Sie Ihre liebste Entspannungsmusik auf, stellen Sie den Wecker auf zehn Minuten, setzen Sie sich entspannt hin, lockern Sie Ihre Kleidung, strecken Sie sich genüßlich. Atmen Sie ganz sanft tief in den Bauch, schließen Sie die Augen und lenken Sie Ihre Aufmerksamkeit auf Ihre inneren Bilder. Tauchen Sie in die Vergangenheit: Holen Sie ein schönes

Erlebnis aus der Erinnerungsschublade. Wann fühlten Sie sich wunderschön, erfolgreich, begehrenswert? Beim ersten Flirt? Im letzten Urlaub? Holen Sie jede Einzelheit der Situation immer genauer zurück in Ihr Gedächtnis. Hören, sehen, riechen Sie, betrachten Sie die ganze Umgebung und spüren Sie das warme Glücksgefühl, das Ihren Körper durchflutet. Fühlen Sie, wie mit jedem Atemzug Schweres, Schwieriges von Ihnen abfällt und Kraft, Leichtigkeit und Lebenslust in Sie strömt, sich in Ihrem Körper ausbreitet. Träume werden wahr.

Was wünschen Sie sich? Erfolg im Beruf? Eine Weltreise? Liebe erleben? Einen attraktiven Körper? Schlank und federleicht zu sein? Malen Sie sich Ihre Wünsche in den herrlichsten Farben aus, erleben Sie sich selbst so, als hätten sie sich bereits erfüllt. Wie herrlich federleicht und makellos ist Ihr Körper? Spüren Sie mit allen Sinnen nach, als wären Sie bereits der Mensch, der Sie am liebsten sein wollen.

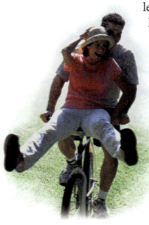

### Erfolgsformel 8
### Sie meiden Fett nicht, Sie verbrennen es

Die Luft ist lau. Die Morgensonne malt Tannenzweige golden an. Schritt für Schritt wacht das Kind in einem auf. Botenstoffe der Euphorie hüpfen von Nervenzelle zu Nervenzelle und überfluten mit einer Fröhlichkeit, die man meinte, mit den Kinderschuhen abgelegt zu haben. Die Muskeln werden warm. Sauerstoff durchflutet jede Körperzelle. Jeder Schritt stärkt das Immunsystem und löst Verspannungen in Nacken- und Schulterregion und schickt angestaute alt und krank machende Stresshormone in die Wüste. Nichts ist schöner, nichts ist wertvoller, nichts macht zufriedener, als sich in der Natur zu bewegen. Zu laufen – oder zu walken. Und warum nicht gleich auf die effektivste Art: mit Stöcken.

**Plus 10-Minuten-Muskeltraining**

Um zur Fettverbrennungs-Maschine zu werden, sollten Sie dann nur noch zehn Minuten pro Tag mit dem Flexband in Ihre Muskeln investieren – Ihre Fettverbrennungsöfchen vermehren und Hormone locken, die Sie dynamisch und schlank machen.

## Erfolgsformel 8

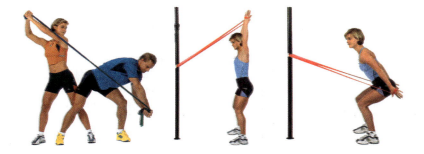

**Vergessen Sie jede Diät** …

… wenn Sie nicht bereit sind, sich aus dem Sessel zu erheben und Ihre Muskeln zu aktivieren. Dann brauchen Sie auch keine Diät zu machen. Den Ärger und die Zeit können Sie sich sparen. Das Geheimnis ewiger Jugend und schlanker Linie ist längst keines mehr. Rund um die Welt wird daran geforscht, man liest es überall, sieht es allerorts – und es hat einfach nur doppelt so viel wie die sprichwörtlichen vier Buchstaben, auf die man sich so gerne setzt: BEWEGUNG.

Nichts verbrennt Ihr Fett effektiver als Bewegung. Und Bewegung sorgt für ein leistungsstarkes Herz, junge, glatte Gefäße. Bewegung kurbelt die Produktion von Forever-Young-Hormonen an, die Jugend konservieren, vertreibt mit körpereigenen Glücksbotenstoffe Traurigkeit und Depression. Bewegung stärkt das Selbstbewusstsein und die Knochen, schmiert die Gelenke und strafft die Figur – und Bewegung schraubt den IQ nach oben, ja, lockt kreative Gedanken. Warum ist das so? Die Schlank- und Verjüngungschemie, die dahinter steckt, heißt: »Sauerstoff«. Bewegung überflutet Ihre 70 Billionen Körperzellen mit Sauerstoff. Dem Element für Vitalität, Lebensenergie und geistige Leistungsfähigkeit, dem Element, ohne das kein Fett verbrennt. Das kennen Sie. Nehmen Sie einem Feuer die Luft, geht es aus.

### Wecken Sie Ihre somatische Intelligenz

Ich schreibe in meinen Büchern: Als Läufer kann man essen, was man will. Ist das nicht verlockend? »Essen, was man will« – das ist hier die entscheidende Formulierung. Denn wenn Sie mit dem Laufen anfangen und den Stoffwechsel ankurbeln, wacht Ihr

Körper plötzlich auf. Er weiß plötzlich instinktiv, was er braucht. Und dann wollen Sie auf einmal manches nicht mehr essen, was vorher noch der Traum Ihrer schlaflosen Nächte am Kühlschrank war. Sie haben gar keine Lust mehr auf Schweinebraten, Sahnetorte und Co. Das nennt man somatische Intelligenz.

Ihr Körper fordert die Stoffe ein, die er braucht, die wichtig sind für ihn. Für den Stoffwechsel, für die Energiegewinnung und für die Abwehr. Deshalb haben Sie plötzlich Lust auf Lebensmittel, die reich sind an Vitalstoffen und arm an schlechten Fetten. Sie träumen nicht mehr von Schweinebraten, Sahnetorte und Co., sondern von Obstsalat, knackigem Salat und von in Weinsauce gedünstetem Fisch mit Wildreis. Und das Schöne ist: Sie können sich Ihren Traum jederzeit erfüllen. Sie dürfen endlich einmal ja sagen.

### Bewegung heißt: Hundert Prozent – und kein bisschen weniger

Was die vier Buchstaben bedeuten: Sitzend nehmen wir in Kauf, dass Muskeln und Organe verkümmern und Fett sich breit macht. Der Rücken schmerzt, der Kopf tut weh, die Organe arbeiten auf halber Kraft.

### Werdegang zur Fettverbrennungsmaschine

Was Sie Schritt für Schritt ernten:
▶ Muskulatur wächst – das einzige Organ, das Fette verbrennt.
▶ Fettverbrennende Enzyme vermehren sich.
▶ Mitochondrien, die Öfchen, in denen die Fette verbrennen, werden größer und vermehren sich.
▶ Die Mobilisation von Fetten aus den Fettzellen verbessert sich. Die Fettzellen geben bereitwillig Fette her, die Sie sonst so eifrig horten. Die Fettzellen werden plötzlich »löchrig«.
▶ Ihre gesamte Biochemie verändert sich. Ihr Stoffwechsel polt sich auf Fettstoffwechsel um.
▶ Sie verbrennen Fette nicht nur während der Belastung, sondern auch danach. Der Stoffwechsel ist bis zu 24 Stunden erhöht. Auch in Ruhe verbrennen Sie mindestens zu 50 % Fette.

Bandscheiben streiken, und der träge Geist auch. Auf den vier Buchstaben verschleudert man Jahre der Leistungsfähigkeit, des Wohlbefindens und des Glücks. Die acht Buchstaben hingegen bedeuten, 100 Prozent mehr: 100 Prozent mehr Leistungsfähigkeit, Vitalität, Wohlbefinden, Gesund-

## Erfolgsformel 8

heit und Glück – und 100 Prozent Fettverbrennung.

Fingerhakelnd werden Sie Ihr Fett nicht los.

Setzen Sie lieber Ihren größten Muskel ein. Laufen Sie. Wenn Sie zu viel Ballast mit sich herumschleppen, walken Sie – am effektivsten mit Nordic-Walking-Stöcken, so dass die Fettverbrennungsöfchen lodern. Dehnen Sie wie auf Seite 96 beschrieben. Und machen Sie täglich das Muskelworkout von Seite 98 bis 100.

In diesem Büchlein finden Sie Anleitung auf Ihren Fitness-Grad zugeschnitten:

▶ für Walker und Nordic-Walker,
▶ für Laufanfänger,
▶ für Lauffortgeschrittene.

Machen Sie den Test auf Seite 86. Und steigen Sie ab Seite 117 in Ihr Sportprogramm ein.

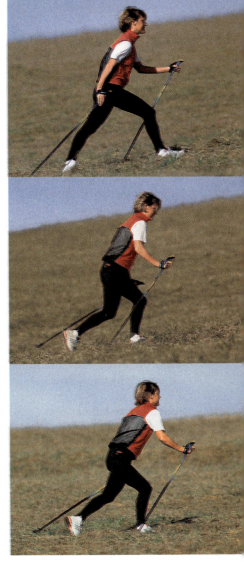

*Für mehr Kondition und weniger Fett. Sie verbrennen die lästigen Moleküle nicht nur während Sie nordic walken, sondern auch danach, am Schreibtisch, auf dem Sofa.*

## Trendsport: Nordic-Walking

Ich muss zugeben, als ich die ersten Male mit Nordic-Walking-Stöcken durch den Frankenwald walkte – also rechter Stock mit kräftigem Schwung und linkem Bein nach vorne, rechtes Bein, linker Stock –, sahen die Menschen, die mir begegneten, nicht unbedingt aus, als ob sie mich für zurechnungsfähig hielten. Aber mit der Zeit kamen mir immer mehr schwungvolle Stöcke auf der Laufpiste entgegen. Und es werden mehr. Nordic-Walking, die finnische Form des Trockenskilanglaufs, ist nämlich keine verrückte Modeerscheinung, sondern eine überaus fröhliche sportliche Betätigung, die an Effektivität kaum zu überbieten ist. Glauben Sie mir – oder vielmehr, glauben Sie nicht, probieren Sie es einfach aus. Gründe dafür gibt es viele.

### Fast alle Muskeln ackern

Laufend oder walkend benutzt man 70 Prozent seiner Muskulatur. Mit den leichten Carbonstöcken in der Hand, die speziell für diesen Sport entwickelt wurden, lässt man 90 Prozent der Muskeln für Jugend, Gesundheit und die schlanke Linie ackern. Denn der Oberkörper arbeitet mit. Alle Muskeln vom Bein bis zum Nacken werden gleichzeitig gestählt. Der Stoffwechsel steigt an, die Fettverbrennung läuft auf höchster Stufe, Pfunde schmelzen dahin. Da mehr Muskeln mitarbeiten (der einzige Ort, wo Fett verbrennt!), viel schneller als beim Walking. Während Sie beim Walking ohne Stöcke etwa 400 kcal in der Stunde verbrauchen, sind es beim powervollen Nordic-Walking etwa 600. Und das Beste daran: Auch wenn die Stöcke längst in der Ecke stehen, läuft der Stoffwechsel auf höheren Touren. Denn wer mit dem Walken beginnt, er-

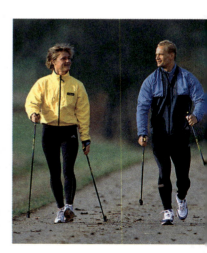

*Verabreden Sie sich mit einem Partner. Zu zweit macht Walking doppelt Spaß.*

höht seinen Grundumsatz, das heißt, er verbrennt grundsätzlich mehr Energie, auch wenn er schläft.

**Der ideale Start in ein bewegtes Leben**

Nordic-Walking ist für konditionslose Vielsitzer der ideale Start in ein bewegtes Leben. Denn einfach losjoggen kann nicht jeder. Sie sind untrainiert? Schon nach ein paar Minuten laufen am Stück schießt der Puls gefährlich in die Höhe. Sie beginnen zu schwitzen, zu schnaufen und das Training wird zur Tortur. Nordic-Walking belastet das Herz-Kreislauf-System weniger. Man kann sofort – ohne Angst um sein Herz – starten und es ist überall durchführbar ohne aufwendige Ausrüstung. Man braucht eben nur gute Laufschuhe, eine Pulsuhr, die das Herz kontrolliert, und die Stöcke.

Auch um seine Gelenke muss man sich keine Sorgen machen. Eine US-Studie zeigt: Nordic-Walking reduziert die Stoßbelastungen im Bereich der Sprung-, Kniegelenke und der Wirbelsäule im Vergleich zu Walking um bis zu 30 Prozent. Über die Distanz von einem Kilometer sparen Sie durch die Stöcke drei Tonnen Belastung auf Ihre Gelenke ein. Binnen einer halben Stunde Nordic-Walking ersparen

> **Für wen ist Nordic-Walking das Richtige?**
>
> Manche Menschen können langsam, locker, lächelnd sofort loslaufen, auch 30 Minuten am Stück sind kein Problem. Das sind die früheren Sportler. Die Jugendfußballspieler. Die Jugendprofis, die dann über dem Ernst des Berufslebens etwas vergessen haben ... Doch manchmal ist Walken die bessere Alternative.
> ▶ Sie sind untrainiert? Wenn Sie losjoggen, schießt Ihr Puls sofort hoch, den Muskeln geht die Luft aus, Sie trainieren anaerob – ohne Sauerstoff. Und das wollen Sie nicht. Nordic-Walking belastet das Herz-Kreislauf-System weniger.
> ▶ Sie leiden unter Gelenkbeschwerden? Da die Flugphase wegfällt, ist Nordic-Walking sanfter zu den Gelenken. Der Einsatz der Stöcke verteilt beim Nordic-Walking die Belastung auf alle vier Extremitäten.
> ▶ Sie leiden unter Übergewicht? Dann sollten Sie erst Pfunde nordic-walkend wegschmelzen und dann können Sie auch, wenn Sie wollen, leicht und locker loslaufen.

Sie Ihren Gelenken im Gegensatz zum Walking eine Belastung von 9 Tonnen. Das entspricht dem Gewicht von sieben PKWs. Man kann also auch mit 150 Kilo Körpermasse sofort loswalken – und schreitet flugs in die Leichtigkeit des Seins.

Ein weiteres Argument: Man kann Nordic-Walking leicht lernen – gehen kann jeder, man muss nur noch die Arme kräftig dazu schwingen.

**Was Sie Schritt für Schritt gewinnen**

▶ **Sie schalten von »Zweirad-« auf »Allradantrieb« um:** Sie setzen beim Nordic-Walking auch Muskelpartien des Oberkörpers ein, die beim Walking und Laufen vernachlässigt werden, wie Arm-, Rücken-, Brust- und Schultermuskulatur.

▶ **Die große eingesetzte Muskelmasse wirkt wie ein Turbolader:** Sie kurbelt den Stoffwechsel und Kalorienverbrauch so an, dass Sie regelrecht zuschauen können, wie die Pfunde dahinschmelzen.

▶ **Nordic-Walking verändert Ihre Körperchemie:** Ein unbewegter Muskel verliert seine Fähigkeit, Fett zu verbrennen. Durch täglich 30 Minuten Nordic-Walking züchten Sie sich wieder fettverbrennende Enzyme. Und neu ist: Sie können sich, wie ich, 100 Prozent Fettenzyme züchten. Bisher nahmen viele Fachleute an, mehr als 50 Prozent sei nicht möglich (siehe Seite 70).

▶ **Mehr Verbrennungsöfchen:** Die Zahl der Mitochondrien, der Kernkraftwerke in der Muskelzelle, nimmt Schritt für Schritt zu – der Ort, wo Lebensenergie entsteht, der Ort, wo Fett verbrennt. Und zwar reicht ein 3-wöchiges Lauftraining, um die Zahl der Mitochondrien zu verdreifachen und sie um 37 Prozent zu vergrößern.

▶ **Höherer Grundumsatz:** Regelmäßiger Ausdauersport führt dazu, dass Sie auch in Ruhe, auch wenn Sie schlafen mehr Kalorien verbrauchen.

▶ **Nie mehr Rückenschmerzen:** Im Sitzen verkümmert und versteift die Muskulatur. Folge: Verspannung, Schmerzen. Durch Nordic-Walking wird die Muskulatur im Rückenbereich gelockert, durchblutet und gekräftigt. Sie können wieder schmerzfrei, aufrecht durchs Leben gehen. Muskelverspannungen im Nacken, in der Schulterregion, die durch einseitige Belastungen am Arbeitsplatz entstehen, lösen sich.

▶ **Stabile Gelenke:** Viel Bewegung ohne hohe Belastung – heißt die Zauberformel für ein ewiges Leben der Gelenke. Mit Nordic-Walking durchsaften Sie Ihre Gelenke, durchfluten den Gelenkknorpel mit Nährstoffen und kräftigen ihn. Das gilt auch für die Bandscheibe.

▶ **Stressfestigkeit:** Verbrennen Sie Stresshormone. Dickmacher und Killer der Intelligenz, der Gesundheit und der Jugend kreisen in Ihrem Körper, sie heißen Cortisol oder Adrenalin. Sie fallen den Nordic-Walking-Stöcken zum Opfer, werden in der Muskulatur verbrannt. Bewegung an der frischen Luft, in freier Natur ist das beste Antistresselexier gegen die Hektik des Büroalltags.

▶ **Mehr Leistungskraft:** Walkend züchten Sie sich mehr Hämoglobin, mehr roten Blutfarbstoff. Der mehr Sauerstoff transportiert. Davon profitieren der Körper und das Gehirn.

▶ **Kapillarisierung:** Mehr feine Blutgefäße durchziehen den Körper, versorgen Herz, Haut, Muskeln und Organe mit mehr Lebensenergie. Die Kapillarversorgung pro Muskelfaser steigt um ein Vielfaches. Ist das keine Altersversicherung?

▶ **Längeres Leben:** Der Ruhepuls sinkt. Das Herz arbeitet ökonomischer. Es schlägt in Ruhe weniger – und für ein längeres Leben.

▶ **Mehr Kreativität:** Walkend kurbeln sie die Produktion von ACTH an. Das Kreativitätshormon macht den Geist kristallklar und hellwach. Und: Studien zeigen: Wer die Beine bewegt, züchtet sich neue Nervenautobahnen im Gehirn. Die geistige Leistungskraft steigt.

**Das Ziel für viele heißt: Laufen**

Viele überkommt, wenn die Butterpäckchen weg sind, ein neues Gefühl – so eine Leichtigkeit, die Sie plötzlich antreibt, die Erde zu verlassen. Zu fliegen. Dann sind Sie so weit. Walken reicht Ihnen nicht mehr. Sie wollen, Sie müssen, Sie können loslaufen. Und Sie haben so viel Kondition getankt, dass Sie einfach 30 Minuten loslaufen, am Stück. Langsam, locker, lächelnd, trippeln Sie mit kleinen Schritten irgendwann auf dem Vorfuß federnd Ihrem ersten Marathon entgegen. Wetten dass …?

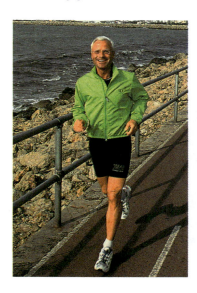

## TIPPS FÜR DEN STOCKKAUF

▶ **Stocklänge:**
Über optimale Technik und maximalen Nutzen entscheidet die richtige Länge. Die Formel lautet: Körpergröße mal 0,7.
Sie erhalten dann die für Sie optimale Stocklänge in Zentimeter. Verstellbare Teleskopstöcke lassen sich auf Ihre Größe anpassen. Fest stehende Stöcke müssen Sie in der richtigen Größe kaufen. Diese sind stabiler.

▶ **Ergonomisches Griff-Schlaufen-System:**
Der Griff muss gut in der Hand liegen. Die Schlaufe muss den Stock führen und für eine optimale Kraftübertragung von der Hand und dem Handgelenk auf den Stock sorgen. Die Schlaufe darf Hand bzw. Handgelenk nicht einschnüren.

▶ **Stockspitze:**
Achten Sie darauf, dass die Stockspitzen bzw. die erhältlichen Aufsätze für das Gelände, in dem Sie planen zu laufen, optimal geeignet sind. Die Stöcke besitzen in der Regel eine Metallspitze für den Einsatz im Wald und in der Natur. Für Asphalt oder harten Untergrund werden spezielle Gummipads zum Aufstecken mitgeliefert.

▶ **Material:**
Stöcke aus einer Carbon-Glasfasermischung zeichnen sich durch ihr geringes Gewicht und lange Lebensdauer aus. Diese Stöcke sind schwingungsarm und führen im Gegensatz zu Aluminiumstöcken zu einer geringeren Belastung des Ellenbogengelenks. Und sie machen weniger Krach.

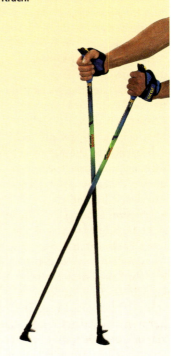

## *Der Puls, mit dem Sie Fett verbrennen*

Der Puls ist das Entscheidende, wenn Sie Ihre überflüssigen Pfunde möglichst schnell abschütteln wollen. Alles dreht sich um den optimalen Puls. Es geht nicht darum, wie schnell Sie laufen oder walken oder welche Strecke Sie in einer bestimmten Zeit zurücklegen. Es geht nur darum, dass Sie sich eine halbe Stunde beim richtigen Puls bewegen. Richtig bewegen. Das heißt, möglichst viele Muskeln arbeiten lassen. Ob Sie dabei ganz langsam traben, auf der Stelle hüpfen oder Purzelbäume schlagen, ist egal. Entscheidend ist: viel Muskelmasse beim richtigen Puls über eine halbe Stunde.

### *Bitte nicht loslaufen, wenn…*
Wenn Sie schon lange keinen Sport mehr gemacht haben, können Sie gar nicht laufen. Denn ohne Kondition schießt der Puls schnell gefährlich in die Höhe.
Und wer zu schnell, mit zu hohem Puls läuft, bei dem geht den Muskeln der Sauerstoff aus. Ohne Sauerstoff schaltet der Muskel um auf den falschen Energietank. Er verbrennt ausschließlich Zucker. Die Fette lässt er links liegen. Ihr Hüftgold und Ihr mittlerer Ring bleiben unangetastet. Außerdem wird, wenn der Puls einen bestimmten Wert überschreitet, der Körper vom Leistungskiller Milchsäure überflutet. Milchsäure lässt den Stresshormonspiegel in die Höhe schnellen. Anstatt Kraft zu tanken, verpulvern Sie Ihre Energie und schaden dem Körper mehr, als Sie ihm nutzen. Den

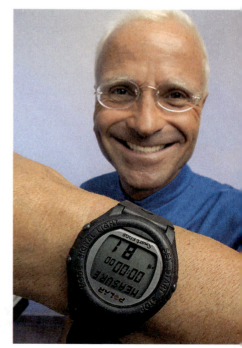

*Wichtig:
Trainieren beim richtigen Puls.*

Puls, bei dem der Körper von Fett auf Zuckerverbrennung umschaltet, bei dem mehr Milchsäure produziert als abgebaut wird, nennt man Grenzpuls. An diesen dürfen Sie sich von unten herantasten. Sie sollten ihn jedoch niemals überschreiten.

Der optimale Fettverbrennungspuls liegt nicht – wie man Ihnen immer versucht zu erzählen – bei 130, sondern knapp unterhalb des Grenzpulses. Und diesen berechnen Sie auf Seite 77. Oder finden Sie Ihren individuellen Grenzpuls jeden Tag neu, indem Sie ihn, wie auf Seite 78 beschrieben, über die Atmung ermitteln.

*Laufend erreicht man seinen optimalen Fettverbrennungspuls ...*

... wenn man jung, nicht zu übergewichtig und nicht unsportlich ist. Dann dürfen Sie die Laufschuhe schnüren und von Anfang an abheben. Walkenderweise kommt bei verkappten Sportskanonen der Puls nicht auf ein Niveau, bei dem Fette optimal verheizt werden. Sie verschenken dann wertvolle Effekte.

## *So spüren Sie Ihren Grenzpuls auf*

Erst wenn Sie Ihren Grenzpuls kennen, dann ernten Sie walkend das Optimum an Fettabbau, Wohlbefinden, Gesundheit. Je näher Sie an Ihrem Grenzpuls trainieren, desto effektiver Ihr Training. Ihr Gewinn an Kondition, Ihr Verlust an Gewicht.

### Errechnen Sie den Grenzpuls für die optimale Fettverbrennung

Spüren Sie Ihren Grenzpuls mit der Formel auf, die der Kölner Sportwissenschaftler Dr. Dieter Lagerstrom 1997 entwickelt hat (siehe Seite 77 im Kasten).

**Ein Rechenbeispiel:**
Sie sind ein 40-jähriger Walking-Anfänger ($X = 0{,}6$), Ihr Ruhepuls beträgt 72. Dann berechnen Sie erst einmal das in der Klammer (runden Sie die Stellen nach dem Komma immer auf oder ab) und erinnern Sie sich dabei an die alte Schulregel: Punkt vor Strich. Die Rechnung sieht so aus:

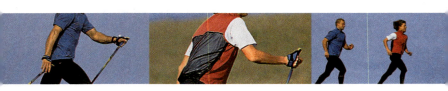

> **Trainingsherzfrequenz =
> RHF + (220 − 3/4 LA − RHF) x X**
>
> RHF   ist Ihr Ruhepuls
> LA     ist Ihr Lebensalter
> X      Ihr Trainingszustand
>
> - Untrainierte bzw. Laufanfänger:
>   X = 0,60 bis 0,65
> - Mittelmäßig Fitte:
>   X = 0,65 bis 0,70
> - Wettkampferfahrene Läufer:
>   X = 0,70 bis 0,75
>
> Ihr Trainingszustand (X):
>
> _____

Trainigsherzfrequenz =
72 + (220 − 30 − 72) x 0,6 =
72 + 118 x 0,6 = 72 + 71 = 143
**Trainieren Sie unter dem Grenzpuls von 143.**

Wenn Sie es richtig machen wollen, dann ertasten Sie jeden Morgen vor dem Aufstehen Ihren Ruhepuls und berechnen Sie die Trainingsherzfrequenz für diesen Tag. Der optimale Fettverbrennungspuls liegt im Bereich zwischen Grenzpuls und 10 Schlägen darunter. Also in diesem Beispiel zwischen 143 und 133. Laufen Sie als Anfänger zehn Schläge unter dem Grenzpuls.

Als Fortgeschrittener können Sie sich an die Schwelle herantasten. Dann lassen Sie besonders viele Fette auf der Strecke.

## Bestimmen Sie Ihren individuellen Grenzpuls über die Atmung

Der Puls ist etwas ganz Individuelles. Wie Ihre Persönlichkeit. Mit Faustformeln errechnen Sie lediglich einen statistischen Mittelwert. Den Durchschnitt. Bei 30 Prozent aller Menschen trifft dieser Wert jedoch nicht exakt zu. Stellen Sie deshalb, wenn Sie schon etwas Routine und Körpererfahrung besitzen, Ihren Puls über die Atmung ein. Die Atmung dient gewissermaßen als Drehzahlbegrenzer. So ermitteln Sie Ihren persönlichen optimalen Fettverbrennungspuls unterhalb vom Grenzpuls.

### Die 3-3er-Atmung

Das geht folgendermaßen: Atmen Sie beim Walking und Laufen über drei Schritte verteilt aus – und über drei Schritte verteilt wieder ein. Diesen Atemrhythmus nennt man 3-3er-Atmung. Laufen Sie die ersten 5 Minuten mit dieser Atemtechnik und steigern Sie langsam Ihr Tempo, so dass Sie diesen Atemrhythmus noch gut durchhalten können, ohne kurzatmiger zu werden. Haben Sie nach 5 Minuten das Tempo gefunden, bei dem Sie zügig walken oder laufen, jedoch nicht außer Atem kommen und sich trotz der Anstrengung auch nach 30 Minuten noch pudelwohl fühlen, blicken Sie auf Ihre Pulsuhr: Der Pulswert, den Ihre Uhr zeigt, ist Ihr individueller Wohlfühlpuls für diesen Tag, bei dem es den Fettzellen ans Eingemachte geht. Der über die 3-3er-Atmung ermittelte Wert liegt bei den meisten 5–10 Schläge unter dem Grenzpuls. Den Grenzpuls erreichen die meisten beim Laufen und Walking mit einer 3-2er-Atmung. Den Grenzpuls sollten sie niemals überschreiten. Also niemals kurzatmiger werden.

### Die 3-2er-Atmung

Beim Nordic-Walking stellen Sie Ihren Puls über eine 3-2er-Atmung ein. Atmen Sie über drei Schritte aus und über zwei Schritte wieder ein. Und Sie bewegen sich immer im grünen Bereich.

### Und wer es ganz genau wissen will…

…macht sich auf den Weg zu einem Sportmediziner.
In einer sportmedizinischen Praxis kann man sich über einen Laktattest oder eine Spiroergometrie den exakten Grenzpuls ermitteln lassen. Hierfür strampeln sie auf einem Fahrrad oder laufen auf einem Laufband, wobei alle 3 Minuten der Widerstand oder die Geschwindigkeit erhöht wird.
▶ Bei der Laktatleistungsdiagnostik raubt der Arzt Ihnen während jeder Stufe einen Tropfen Blut aus Ihrer Fingerkuppe und bestimmt den Grenzpuls über den Milchsäurewert (Laktatwert) im Blut.
▶ Bei der Spiroergometrie setzen Sie eine Atemmaske auf. Über Messungen der Atemgase Sauerstoff und Kohlendioxyd kann der Arzt den Grenzpuls ermitteln.

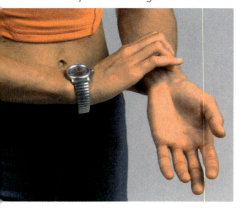

*So ermitteln Sie Ihren Ruhepuls. Am besten noch im Bett. Tasten Sie 15 Sekunden lang Ihren Puls und multiplizieren das Ergebnis mit vier.*

## Kommt man walkend überhaupt in die Nähe seines Grenzpulses?

Sie können sich erinnern: Laufen macht nur schlank, wenn man sich in einem engen Pulsband bewegt. Kurz unter seinem Grenzpuls (siehe Seite 77). Sich also schon ein bisschen anstrengt, aber nicht zu viel. Das Gleiche gilt für Walking und Nordic-Walking.

### Walkend zum Grenzpuls, geht…

▶ …sehr schnell, und auch darüber, wenn Sie untrainiert oder stark übergewichtig sind. Und schnell losdüsen. Es braucht nur eine kleine Steigung und Sie kommen außer Atem, bleiben stehen.
▶ …nach vier Wochen Walking- oder Nordic-Walking-Training immer noch. Nur müssen Sie jetzt schon ziemlich Gas geben.
▶ …nie, wenn Sie jung, schlank und gut durchtrainiert sind und kein Berg in der Nähe ist. Ein Luis Trenker erreicht in der Ebene seinen Grenzpuls nicht.
▶ …immer, ganz sicher und gelenkschonend, wenn Sie einen Berg hochgehen. Auch bei kleiner Steigung.

### Wann und wie oft sollten Sie walken oder laufen?

Laufen Sie morgens. Dann ist die Luft frisch und der Terminkalender noch leer. Und der Magen auch. Wenn Sie nüchtern walken, wird am effektivsten Fett verbrannt. Nachts hat das Wachstumshormon die Fettsäuren frei gelegt, sie schwimmen im Blut und warten darauf, weg-gewalked zu werden. Und wie oft? Bis sie die 2000 Kalorien in der Woche verbrannt haben. Diese, so haben Forscher berechnet, sollten der Bewegung zum Opfer fallen, weil es das Leben verlängert – und ein paar Kalorien mehr, lesen wir dort, sind auch nicht verkehrt. Walken Sie also täglich 30 Minuten. Oder, um noch mehr Fett zu verbrennen, zweimal 30 Minuten.

### Bitte dehnen!

Vor und nach dem Walking sollten Sie eine Dehnrunde einlegen. Muskeln wollen nicht nur gefordert, sondern auch gestreckt werden. Das Dehnprogramm finden Sie auf Seite 96.

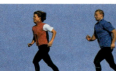
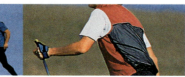
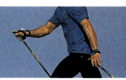

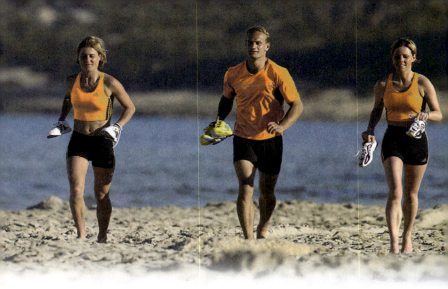

# Achtung, fertig, los... Der Start in ein neues schlankes Leben

Diese zehn Tage Vital-Fatburning sind keine Diät fürs Leben. Sie helfen Ihnen schnell, überflüssige Kilos zu verlieren – das motiviert Sie, die neu gewonnene Leichtigkeit zu konservieren. Und das geht nur mit gesunder Ernährung. Im letzten Kapitel finden Sie Do's and Dont's, die Ihnen helfen, das neue Gewicht zu halten. Am besten aber: Sie lesen mein Buch »Die Diät«. Die ausführlichste Anleitung für ein neues, gesundes, fröhliches, leichtes Leben.

### Die nötige Schlankausstattung

- Laufschuhe
- Pulsuhr
- Flexband
- Nordic-Walking-Stöcke
- Eiweißpulver plus Carnitin
- Vitalstoff-Präparate (Slim-Cocktail siehe Seite 40)
- Mixer
- Thermoskanne

Sie haben kapiert: Pfunde verschwinden nicht von selbst, aber sie fliehen, wenn Sie etwas tun. Sie müssen Fettmolekül für Fettmolekül verbrennen. In Ihren Muskeln. Das tun Sie, wenn Sie täglich 30 Minuten mit dem richtigen Puls walken und 10 Minuten mit unserem Mini-Workout in Ihre Muskeln investieren. Sie tun es schneller, verbrennen mehr, wenn Sie in den zehn Vital-Fatburning-Tagen Ihre Brennöfchen zwei- oder vielleicht sogar dreimal anwerfen. Wenn Sie also täglich 60 oder 90 Minuten walken oder laufen. Sie müssen sich bewegen – doch hungern dürfen Sie nicht.

▶ Sie müssen auf Ihr Eiweiß achten.
▶ Sie müssen genug trinken.
▶ Sie brauchen alle Vitalstoffe, um Fett zu verbrennen.
▶ Sie müssen Ihre Schlankhormone mit den richtigen Nährstoffen locken.

### *Sie gewinnen, was Sie verlieren*

Jeden Tag bis zu einem Kilo – kein Traum, Realität. Der eine mehr, der andere weniger. Es kommt darauf an, wie viel überflüssigen Ballast Sie mit sich herumschleppen. Sie müssen sich halt ein bisschen anstrengen. Am besten wäre, Sie nehmen sich die zehn Tage frei und kümmern sich in dieser Zeit nur um Ihren Körper. Um sich. Sie sind wichtig. Und vielleicht macht Ihr Partner mit. Zu zweit macht es doppelt so viel Spaß.

### *Das Erfolgsgeheimnis ist schlicht:*

▶ Bewegung beim optimalen Fettverbrennungspuls,
▶ Carnitin-Eiweiß-Shakes,
▶ Vitalstoffe von Obst oder Gemüse,
▶ Fettsäuren, die Fett verbrennen.
▶ Die Vital-Fatburning-Mixturen (siehe ab Seite 101) kann man vorbereiten und überall hin mitnehmen.

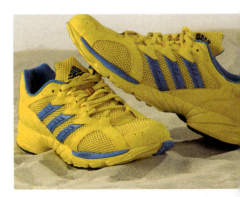

*Bei den Laufschuhen unbedingt auf Qualität achten.*

## *Das Vital-Fatburning-Aktivprogramm*

In 10 Tagen 5, 6, 7, 8, 9, 10 Kilogramm abnehmen? Und das ohne zu hungern? Ohne Jo-Jo-Effekt? Glauben Sie nicht? Doch, das ist möglich. Das haben in der Vergangenheit viele meiner Patienten bewiesen. Mit der richtigen Bewegung beim richtigen Puls – und dem richtigen Ernährungsprogramm.

Das Aktivprogramm ist so gestaltet, dass Sie in 10 Tagen maximale Erfolge erzielen. Ganz egal, ob Sie noch ein Stubenhocker oder schon ein gestandener Walker oder Läufer sind. Sie finden den kürzesten Weg in ein bewegteres Leben, zur schlanken Linie und zum Glück. Damit jeder möglichst effektiv Fette verbrennt, sich jeder richtig belastet und sich keiner überlastet, besteht das Aktivprogramm aus drei unterschiedlichen Ausdauerprogrammen. Absolvieren Sie je nach Ausdauer, Gewicht und Alter entweder das Walking-/Nordic-Walking-Programm, das Laufprogramm für Laufeinsteiger oder das Laufprogramm für gestandene Läufer.

### Sie heizen Ihren Fetten ein und lassen Ihre Muskeln spielen

Das Aktivprogramm besteht neben dem Ausdauerprogramm, bei dem Sie walkend oder laufend Ihren Fetten auf den Pelz rücken und Vitalität tanken aus einem Muskel-Workout, bei dem Sie Ihre Muskelmasse vergrößern, die den Fetten den Kampf ansagt und wertvolle Schlankhormone produzieren.

### Erfolge entstehen im Kopf

Nehmen Sie sich für das Aktivprogramm Zeit. Planen Sie jeden Tag genau im Voraus, wann Sie sich die Zeit für die Aktiveinheiten nehmen. Dann bringen Sie es auch wirklich in Ihrem Alltag unter und finden nicht so leicht irgendwelche Ausreden. Denn dabei sind die meisten von uns ja sehr erfinderisch.

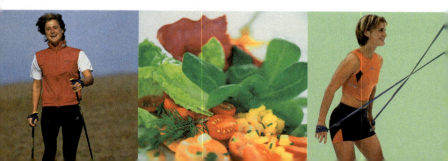

### Einmal ist 1000mal besser als keinmal – zweimal ist doppelt so gut

Das Programm schickt Sie an den meisten Tagen zweimal zur Sauerstoffdusche: walkend oder laufend. Denn wenn Sie zweimal am Tag Ihre Muskeln arbeiten lassen und Ihren Stoffwechsel in die Höhe treiben, haben Ihre Fettspeicher nicht mehr die geringste Chance. Sie müssen vom Fett lassen.

### Erholung muss sein

Das Programm ist so gestaltet, dass nach zwei Powertagen ein erholsamerer Tag folgt. Die Belastung wird über zehn Tage hinweg langsam gesteigert. So kann sich der Körper langsam an die Belastung gewöhnen und wird nicht überlastet.

Nach zehn Tagen haben Sie nicht nur einige Kilos verloren, sondern Kondition und Leistungsfähigkeit gewonnen. Sie werden selber überrascht sein.

### Eine Ode an den Nüchternlauf

Starten Sie walkend oder laufend mit dem Ausdauerprogramm in den Tag. Steigen Sie aus dem Bett direkt in Ihre Laufschuhe, trinken Sie noch ein Glas Wasser, und dann geht's raus in die Natur ... Streifen Sie beim Laufen die Müdigkeit ab, ordnen Sie die Gedanken und tanken Sie Energie und gute Laune für den ganzen Tag ...

Der Nüchternlauf am Morgen ist besonders wertvoll für die schlanke Linie. Dann schwimmt noch wenig Zucker im Blut, dann bedient sich der Körper umso mehr aus den Fettdepots. Der Fettstoffwechsel läuft auf Hochtouren. Außerdem schiebt sich zwischen die Bettwärme und Ihre morgendliche Sauerstoffdusche kein Termin.

### ... abends nicht zu spät

Führen Sie Ihre Laufschuhe nachmittags oder abends das zweite Mal aus. Je nachdem, wann Sie am besten Zeit finden. Doch Vorsicht! Manche Menschen sind, wenn sie spät abends ihren Körper mit Bewegung und Sauerstoff verwöhnen, hellwach und können nicht mehr einschlafen. Das ist jedoch bei jedem anders. Probieren Sie es selber aus.

### Mehr Spannung mit dem Minimax-Muskel-Workout

Das Muskel-Workout ist für alle Gruppen gleich. Locken Sie mit dem Kräftigungsprogramm täglich einmal die Schlank- und Powerhormone. Am besten machen Sie das Workout direkt nach dem Ausdauerprogramm am Morgen oder am Nachmittag.

# Achtung, fertig, los ...

**Und so geht's:**

▶ Mit den unterschiedlichen Programmen kann jeder, egal wie alt oder wie sportlich er ist, ohne Überlastungen oder Überanstrengungen Fitness tanken und Fett wegschmelzen.

▶ Sie brauchen gute Laufschuhe, eine Pulsuhr und eventuell Nordic-Walking-Stöcke.

▶ Wählen Sie das für Sie geeignete Programm aus. Die folgenden Fitness-Tests helfen Ihnen dabei.

▶ Ab Seite 117 finden Sie die genauen Anweisungen, wie Sie Schritt für Schritt der schlanken Linie entgegenwalken oder -laufen. Und auf Seite 98 ff. steht, wie Sie die Schlankhormone mit dem Muskel-Workout locken.

*Kleine Vorarbeit*

Bevor Sie die Fitness-Tests machen, beantworten Sie erst einmal die folgenden Fragen:

1. Leiden Sie an einem Herzfehler oder an einer Herzerkrankung?
 ja ☐  nein ☐

2. Haben Sie Gelenkbeschwerden, sind die Gelenke geschwollen oder entzündet? ja ☐  nein ☐

3. Haben Sie beim schnellen Gehen ein Engegefühl, ein Brennen oder einen Druck in der Brust?
 ja ☐  nein ☐

4. Fühlen Sie sich schwach oder schwindelig, wenn Sie schnell gehen? ja ☐  nein ☐

5. Fühlen Sie sich sehr müde?
 ja ☐  nein ☐

6. Haben Sie zur Zeit Fieber?
 ja ☐  nein ☐

Wenn Sie auch nur eine Frage mit Ja beantwortet haben, dann sollten Sie die Fitness-Tests nicht durchführen. Sprechen Sie mit Ihrem Arzt.

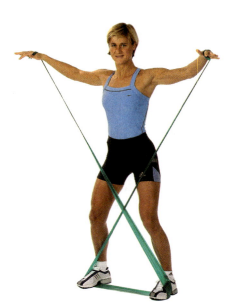

### Der Sprung in ein bewegtes Leben führt nur manchmal zum Zipperlein

96 % der Menschen können ohne Probleme das Zehn-Tage-Programm absolvieren. Es ist so gestaltet, dass jeder über die richtige Bewegungsform optimal gefordert wird, ohne sich zu überlasten. Sicher, ein leichter Muskelkater wird Sie schon plagen. Das ist was ganz Normales. Ein Zeichen, dass der Muskel auf ungewohnte Weise belastet wurde. Nachdem man ihn vor Jahren in Frührente geschickt hat, muss er beim Laufen, Walken oder Kraftprogramm arbeiten – das ist er nicht mehr gewohnt.

**Ziepen heißt Wachstum**
Damit ihm das Gleiche nicht noch einmal passiert, der Muskelkater ihn nicht noch mal heimsucht, reagiert er. Nach dem Training und in der Nacht, während Sie schlafen, wächst er. Er baut Aminosäuren aus dem Eiweiß-Cocktail in Muskelstrukturen auf. Er wird kräftiger und stärker. Genießen Sie also das leichte Ziehen eines Muskelkaters. Es ist das Zeichen, dass bei Ihnen im Körper etwas passiert, die Muskeln aufwachen. In der Früh, wenn Sie aus den Federn springen und die ersten Schritte walken oder laufen, können sich die Beine noch etwas schwer anfühlen. Sie werden sehen, spätestens nach fünf Minuten schwindet das Blei, macht sich Leichtigkeit breit und die Zipperleinchen sind wie weggeblasen.

**Nehmen Sie Schmerzen ernst**
Ein leichtes Ziehen hier und da – besonders wenn es sich beim Laufen oder Walken bessert – ist ganz normal. Ihr Körper will Ihnen damit höflich sagen, dass Sie Ihn zu lange vernachlässigt haben, er die Belastung nicht mehr gewohnt ist.
Treten aber einmal Schmerzen auf, die sich beim Walking oder Laufen sogar noch verstärken, sollten Sie diese ernst nehmen. Bei leichten Beschwerden muss man das Programm nicht gleich abbrechen. Schrauben Sie zunächst die Belastung etwas runter, indem Sie die zweite Walking- oder Laufeinheit aussetzen. Gehen Sie statt dessen locker Rad fahren oder schwimmen oder machen Sie Aqua-Jogging. Das ist besser, als wenn Sie ganz aussetzen. Erstens heizen Sie auch mit diesen Sportarten Ihren Fetten ein. Zweitens erholen sich die betroffenen Strukturen bei diesen Bewegungsformen schneller, als wenn Sie eine Pause machen. Bewegung ohne Belastung, wie es beim Schwimmen und Rad fahren der Fall ist, führt zu einer starken Mehrdurchblutung der betroffenen Strukturen und damit zu einer beschleunigten Regeneration und Heilung.
Eine Pause ist dann angesagt, wenn Sie wirklich Schmerzen haben. Dann gehören Sie zu den vier Prozent – und zum Arzt.

# Achtung, fertig, los ...

## Welcher Fitness-Typ sind Sie?

Die folgenden Fragen und Tests zum Thema
- Fitness,
- BMI,
- Alter
- und bisheriger Aktivität

helfen Ihnen auf die Sprünge in das für Sie passende Programm, mit dem sie in Windeseile abnehmen ohne sich zu überlasten.

### Der Harvard-Step-Test

**1. Lesen Sie Ihre Fitness am Puls ab**

Wie steht es um Ihre Ausdauer? Machen Sie doch gleich einmal den Harvard-Step-Test. Und wenn Sie dann mit dem Walken beginnen, wiederholen Sie ihn ab und zu zur Kontrolle, ob Ihr Körper schon fitter ist.

▶ **Steppen**

Sie brauchen einen stabilen 35 bis 45 cm hohen Hocker/Bank/Mauervorsprung/ Stufen (zwei!). Steigen Sie fünf Minuten lang 30mal in der Minute auf den Hocker und wieder herunter. Wichtig: Hören Sie auf, wenn es Ihnen zu anstrengend wird oder sobald starke Atemnot und Brustschmerzen auftreten. Und dann notieren Sie die Sekunden. Vorher abgebrochen:

_____ Sekunden

▶ **Puls messen**

Wenn Sie fertig sind, ruhig hinsetzen, und genau eine Minute nach dem letzten Step messen Sie das erste Mal Ihren Puls, dann nach zwei Minuten und nach drei Minuten. Zählen Sie immer 30 Sekunden lang Ihre Pulsschläge.

Puls nach 1 Minute _____
Puls nach 2 Minuten _____
Puls nach 3 Minuten _____

Summe der Pulsschläge _____

Und nun berechnen Sie mit folgender Formel Ihren Erholungsindex:

**Erholungsindex =**
$$\frac{\text{Dauer der Übung in Sekunden} \times 100}{\text{Summe aller gezählten Pulsschläge} \times 2}$$

Ihr Erholungsindex: _____

- Mehr als 91 hervorragend, Sie sind superfit: Note 1
- 81 bis 90 klasse, Sie sind auch top in Form: Note 2
- 71 bis 80 Ihre Fitness ist gut: Note 3
- 61 bis 70 Ihr mäßig funktionierendes Herz-Kreislauf-System kann tägliche Nordic-Walking-Runden gut gebrauchen: Note 4

► unter 60 miserabel: Zeit, etwas für Ihre Fitness zu tun: Note 5

Ergebnis: _____ Note: _____

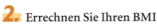 **Errechnen Sie Ihren BMI**

$$BMI = \frac{\text{Gewicht in Kilogramm}}{(\text{Körpergröße in Meter})^2}$$

Rechenbeispiel:

$$\frac{70 \text{ kg}}{1{,}70 \text{ m} \times 1{,}70 \text{ m}} = BMI\ 24{,}22$$

Ihr Ergebnis: _____

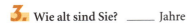 Wie alt sind Sie? _____ Jahre

## Die Auswertung

### Das Walking-/Nordic-Walking-Programm

► Step Test Note 5 und 4
► Step Test Note 3 und Alter über 55 Jahre oder BMI über 28

Haben Sie schon lange keinen Sport mehr gemacht? Kommen Sie bei jeder Treppe schnell aus der Puste? Oder drücken zu viele Kilos auf Gelenke und Seele? Dann ist das Walking-Programm für Sie genau das Richtige, um schonend Kraft zu tanken und die ersten Pfunde wegzuschmelzen.

### Test für unsichere Laufeinsteiger

Sind Sie unsicher, ob Sie sich das Laufeinsteiger-Programm zutrauen? Dann hilft Ihnen folgender einfacher Test: Laufen Sie ganz locker und langsam. Nur traben, ohne Tempo zu machen. Atmen Sie dabei mit der 3-3-er-Atmung. Das heißt: über drei Schritte aus- und wieder über drei Schritte einatmen. Wenn Sie diese Atemform locker trabend, ohne aus der Puste zu kommen, über zehn Minuten durchhalten und sich während der zehn Minuten und auch danach pudelwohl fühlen, können Sie ohne Bedenken das Programm für Laufeinsteiger absolvieren.

### Das Programm für Laufeinsteiger

► Step Test Note 3 und Alter unter 55 Jahre und BMI unter 28
► Step Test Note 2 und Alter über 55 Jahre oder BMI über 28

Walking ist schon längere Zeit kein Fremdwort für Sie – Sie haben auch immer mal wieder Lust loszulaufen? Treppensteigen zeigt: Ihr Herz-Kreislauf-System macht einiges mit.

Vielleicht haben Sie aber auch länger keinen Sport getrieben, nur geringes Übergewicht und sind noch relativ jung?

Dann dürfen Sie sich gleich an das Programm für Laufeinsteiger heranwagen. Laufend verbrennen Sie noch mehr Kalorien als walkend.

### Das Programm für gestandene Läufer

▶ Step Test Note 2, Alter unter 55 Jahren und BMI unter 28
▶ Step Test Note 1

Mit Sicherheit sind Sie schon Läufer und laufen öfters 30 Minuten am Stück? Oder Sie sind relativ jung, haben nur leichtes Übergewicht und können problemlos über 30 Minuten mit der 3-3-er-Atmung laufen, ohne dabei aus der Puste zu kommen? Dann dürfen Sie sich gleich mächtig ins Zeug legen und das Programm für gestandene Läufer absolvieren.

*Nur wer sich richtig und regelmäßig bewegt, verbrennt sein Fett.*

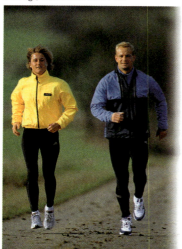

## Schneller ans Ziel mit der richtigen Technik

Wer mit schlechter Technik durch die Stadtparks schlurft, setzt seine Muskeln nicht richtig ein. Und ein Muskel der nicht richtig arbeitet, verbrennt kein Fett. Darum machen Sie es von Anfang an richtig. Lassen Sie Ihre Muskeln mit der richtigen Technik für Sie arbeiten und zünden Sie das Feuer der Fettverbrennung in Ihren Muskelzellen an. Dann haben Sie jetzt schon gewonnen.

### Gekonnt walken

Der Unterschied zwischen Walking und Laufen ist, dass Sie beim Laufen abheben und fliegen, während beim Walking immer ein Fuß den Boden berührt. Da die Flugphase fehlt, werden beim Walking die Gelenke nur sehr sanft belastet. Walking ist als »sanfter Ausdauersport« sogar bei starkem Übergewicht geeignet. Beim Nordic-Walking entlasten Sie Ihre Gelenke noch einmal zusätzlich um bis zu 30 Prozent. Wenn Sie durch Walking ein paar Pfunde verloren und Ihre Muskeln und Gelenke gestärkt haben, könnte es sein, dass Sie mit neuer Leichtigkeit von selbst abheben und fliegen …
Dass Sie laufen.

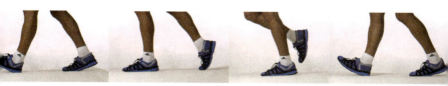

### Der perfekte Schritt

Während Sie beim Laufen entweder über die ganze Sohle abrollen, oder leicht federnd nur auf dem Vorfuß laufen können, setzt beim Walking der Fuß immer mit der Ferse (Außenseite) zuerst auf und rollt über die ganze Sohle in Richtung große Zehe ab.

Nachdem der Fuß über die ganze Sohle abgerollt ist, erfolgt ein kräftiger Abdruck über den Großzehenballen und die Zehen. Diesen Abdruck sollten Sie betonen. Er sorgt für Ihren Vortrieb. Und dafür, dass Ihre Muskeln richtig arbeiten, wachsen, kräftig werden und Fett verbrennen.

### Der dynamische Armschwung

Entscheidend für den Erfolg beim Walking ist auch der richtige, dynamische Armeinsatz. Durch den aktiven Armeinsatz lassen Sie zusätzliche Muskelgruppen im Bereich des Oberkörpers für Ihre schlanke Linie ackern. Das regt den Stoffwechsel an und der Kalorienverbrauch steigt. Es wird viel mehr Fett verbrannt. Im Gegensatz zum normalen Gehen ist der Armeinsatz beim Walking betont aktiv. Die Arme schwingen dabei mit angebeugten Ellenbogen (ca. 90 Prozent) körpernah nach vorne und hinten.

### Die aufrechte Haltung

Achten Sie beim Walking auf eine aufrechte Körperhaltung. Heben Sie das Brustbein leicht an. Lassen Sie dabei die Schultern locker nach hinten-unten hängen. Auf keinen Fall Schultern hochziehen. Die Haltung soll locker, entspannt und natürlich sein. Achten Sie auf eine tiefe, rhythmische Atmung. Übrigens: Das Muskel-Workout (Seite 98 ff.) verbessert über eine stärkere Spannung der Bauch- und Rückenmuskulatur Ihre Haltung – auch beim Walking.

*Muskel-Workout sorgt auch für gute Haltung beim Walking.*

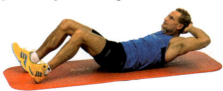

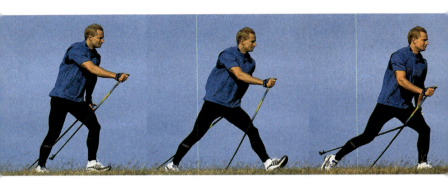

*Walkend erreicht man seinen optimalen Fettverbrennungspuls…*

…wenn man lange keinen Sport getrieben hat und/oder ein paar Pfunde zu viel auf den Rippen hat. Dann beginnt man mit Walken. Denn nur so können Sie Ihren Puls kontrollieren, sich im optimalen Pulsbereich unterhalb vom Grenzpuls im Sauerstoffüberschuss bewegen. Die Pfunde wegschmelzen. Nur im Sauerstoffüberschuss werden Ihre 70 Billionen Körperzellen mit Sauerstoff überflutet, wird die Produktion von Schlank- und Powerhormonen stimuliert und Ihr Fettstoffwechsel läuft auf Hochtouren.

Walkenderweise schmelzen die ersten Pfunde weg, Ihr Körper gewinnt an Leistungsfähigkeit und verliert an Ballast, so dass Sie vielleicht nach ein paar Wochen mit der neu erworbenen Leichtigkeit abheben und wie von selbst beginnen zu laufen.

*Das entscheidende Tempo*

Beim Laufen schnellt der Puls bei vielen Ungeübten schon nach kurzer Zeit gefährlich in den roten Bereich. Walkend muss man schon etwas Dampf machen, um den Puls auf das Niveau der optimalen Fettverbrennung anzuheben. Also keine Angst. Sie können sich walkend fast nicht überanstrengen.

Entscheidend ist, dass Sie das Tempo über eine Steigerung der Schrittfrequenz und nicht über längere Schritte erhöhen. Mit kurzen, schnellen federnden Schritten, kräftigem Armeinsatz und optimalem Fettverbrennungspuls (siehe Seite 76) walken Sie mit hohem Tempo der schlanken Linie entgegen.

### Schneller ans Ziel mit der richtigen Technik

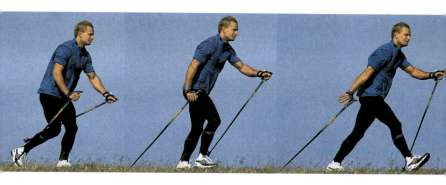

**Gekonnt nordic-walken**

Zwei Stöcke. Das ist der Unterschied zwischen Walking und Nordic-Walking. Zwei Stöcke, eingesetzt wie beim Langlaufen, die wie ein Turbolader den Energieverbrauch nach oben schnellen lassen.
Skilanglauf zu erlernen, erfordert Geschick und Zeit. Nordic-Walking beherrscht man schnell und einfach. Bewegungsrhythmus und Bewegungsablauf entsprechen dem des normalen Gehens.

*Die ersten Schritte*

Die Schritttechnik entspricht der des Walkens. Nur sind die Schritte beim Nordic-Walking länger. Der Fuß setzt mit der Außenseite der Ferse zuerst auf. Beim Aufsetzen der Ferse ist das Knie leicht gebeugt. Gebeugtes Knie und Nachgeben des Fußes federn die Stoßbelastungen ab. Der Fuß rollt weich über die ganze Sohle ab und drückt sich aktiv über den Großzehenballen und die Zehen ab.

*Die perfekte Haltung*

Ihre Haltung ist entscheidend. Im Gegensatz zu Walking ohne Stöcke ist beim Nordic-Walking der gesamte Oberkörper ganz leicht nach vorne geneigt.

*Die Arbeit der Arme*

Wenn Sie gehen, schlenkert ganz natürlich der rechte Arm mit dem linken Bein nach vorne. Genauso beim Nordic-Walking. Nur: Der Armeinsatz beim Walken wird durch die Verwendung der Stöcke großräumiger und kräftiger. Führen Sie die Stöcke nah am Körper und auf einer Geraden parallel zur Laufrichtung (nicht seitlich). Lassen Sie die Schultern locker. Die ganze Armarbeit sollte locker und entspannt durchgeführt wer-

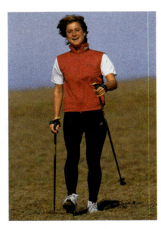

*Mit nordic walken tanken Sie Gesundheit, Kondition, Jugend --, und die Pfunde fliehen.*

den. Versuchen Sie dabei nicht zu verkrampfen.
Nach dem Abdruck vom hinteren Stock öffnet sich die Hand locker. Die Muskulatur kann sich in dieser Phase entspannen. Der ganze Arm schwingt locker im Schultergelenk nach vorne.
Sobald der Arm am Körper vorbei nach vorne geschwungen ist, beginnt sich die Hand wieder locker zu schließen und umfaßt den Stockgriff. Der Stock braucht jedoch nie fest gegriffen zu werden. Durch das spezielle Schlaufensystem hat er immer Halt und Führung an der Hand und die Kraft wird über die Schlaufe auf den Stock übertragen.

Ist der Arm bis etwa Hüfthöhe nach vorne geschwungen, beginnt die Zugphase. Der Arm zieht bei leicht gebeugtem Ellenbogen nach hinten. Der Stock zeigt dabei immer schräg nach hinten, die Stockspitze befindet sich dabei niemals vor dem Körper.
Erreicht die Hand den Körper, beginnt die Schubphase. Achten Sie darauf, dass Sie den Abdruck betonen und den Arm so weit wie möglich nach hinten durchziehen, bis die Hand die Hüfte passiert hat und der Ellenbogen gestreckt ist. Nach dem Abdruck öffnet sich dann wieder locker die Hand.

### *Und das Tempo?*
Beim Nordic-Walking sollten Sie auch nicht langsam herumschlurfen. Sondern geben Sie Gas, indem Sie lang gezogene Schritte und einen kräftigen Armeinsatz machen und dabei den Oberkörper etwas nach vorne neigen. Auf Seite 77 berechnen Sie Ihren Fettverbrennungspuls.

### **Gekonnt laufen**
Sie alle konnten einmal richtig laufen. Nur: Sie haben es wieder verlernt. Man verliert mit dem Alter an Leichtigkeit und latscht plattfüßig durch das Leben. Wie man richtig läuft, verrät Ihnen je-

**Schneller ans Ziel mit der richtigen Technik**

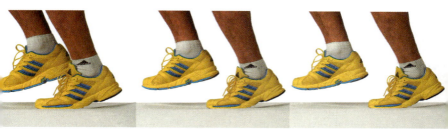

des Kind. Beobachten Sie doch einmal die Kinder, wie Sie voller Lebensfreude locker federnd beim Laufen auf den Fußballen tänzeln. Mit welcher Leichtigkeit sie springen und hüpfen.
Glauben Sie nicht, dass das die richtige Technik sein soll? Dann ziehen Sie gleich Ihre Schuhe aus und joggen barfuß zehn Meter los. Dann wissen Sie Bescheid. Für alle Zeit. Der Mensch ist ein federnder Läufer. Die Ferse berührt den Boden gar nicht, oder erst später nach dem Aufsetzen, bevor sich der Fuß über den Großzehenballen wieder abdrückt.

*Federn ist natürlich …*
Das ist die natürliche Technik: Auf dem Vorfuß laufen. Dann werden alle Stöße sanft von Ihrer Wadenmuskulatur abgefangen. Sie haben eine minimale Belastung für Ihre Gelenke und Ihre Wirbelsäule.

Und Sie setzen Ihre Muskeln ein. Und die helfen Ihnen, Ihr Ziel zu erreichen beim Kampf gegen die überflüssigen Pfunde.

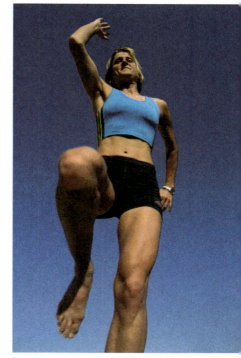

*Barfuß hüpfen im Sand …
locker, leicht, federnd.*

# Achtung, fertig, los ...

### ... nur geht das nicht gleich

Wenn Sie morgen mit dem Aktivprogramm beginnen und gleich eine halbe Stunde auf dem Vorfuß laufen, werden Sie Ihr blaues Wunder erleben: Sie haben einen heftigen Muskelkater in der Wade. Oder jedenfalls dort, wo die Wade einmal war. Und ebendas ist das Problem. Ihre Muskulatur, die auch noch durch Ihre überflüssigen Pfunde belastet wird, die sie tragen muss, ist durch zu viel Schreibtischhockerei derartigen Aufgaben nicht mehr gewachsen. Und deswegen beschwert Sie sich. Sie riskieren dann sogar Überlastungen und Verletzungen.

### Sie müssen über die Ferse abrollen

Wenn Sie mit dem Laufen beginnen und ein paar Pfunde zu viel auf den Rippen haben, haben Sie gar keine Wahl. Sie müssen zunächst über die Ferse abrollen, langsam Kraft in den Beinen tanken und den ersten Ballast in Form von Fettpölsterchen abwerfen. Sehen Sie das richtige Laufen, das natürliche Laufen, das Vorfußlaufen als ein langfristiges Ziel an. Bauen Sie aber von Anfang an kurze Minuten-Intervalle auf dem Vorfuß in Ihre tägliche Laufrunde mit ein. Bis Sie mit Leichtigkeit locker federnd eine halbe Stunde auf dem Vorfuß tänzeln. Lassen Sie sich dafür Zeit. Eventuell auch ein Jahr oder länger.

### Haltung einnehmen, Arme schwingen

Achten Sie beim Laufen unbedingt auf eine aufrechte Körperhaltung. Das beugt Rückenschmerzen und Verspannungen vor. Heben Sie das Brustbein leicht an. Lassen Sie die Schultern entspannt hängen. Die Arme schwingen ganz natürlich und locker neben dem Körper. Sie lassen Sie nicht bewusst mitarbeiten. Sie schwingen nur. Denn sobald Sie die Arme bewusst führen, verkrampfen Sie und die Muskeln Ihres Schultergürtels produzieren Laktat. Die müde und steif machende Milchsäure. Die Muskeln werden hart. Und das wollen Sie nicht. Also lassen Sie die Arme ganz locker, natürlich mitschwingen.

### Und nicht zu schnell ...

Lassen Sie es besonders als Laufeinsteiger ruhig angehen. Laufen Sie immer langsam, locker, lächelnd. Kontrollieren Sie immer mit einem Pulsmesser den Puls. Denn laufend überschreitet man den Grenzpuls sehr leicht. Kommt aus dem optimalen Fettverbrennungsbereich raus. Berechnung des optimalen Pulses Seite 77.

## *Dehnen nicht vergessen*

Mit dem folgenden Dehnprogramm kümmern Sie sich um Ihre Walking- und Laufmuskeln und die Schreibtischmuskeln, die durch das viele Sitzen verkümmern und verkürzen. Strecken Sie die Muskeln lang, geschmeidig und locker. Ein Muskel, um den man sich kümmert, schützt vor Verletzung und verbessert die Haltung. Dehnen vor der Belastung bereitet den Muskel für die Beanspruchung vor. Das Verletzungsrisiko sinkt. Dehnen nach der Belastung zieht den Muskel wieder in die Länge und hält Ihn so langfristig lang und geschmeidig. Auch die Regenerationszeit des Muskels wird durch Dehnen verkürzt.

Dehnen Sie sich also vor und nach der Belastung. Haben Sie einmal wenig Zeit dann dehnen Sie zumindest nach der Belastung.

### Die vier wichtigsten Grundregeln beim Dehnen

**Mit Gefühl:** Nehmen Sie langsam und vorsichtig die Dehnposition ein und halten Sie sie ohne zu federn 10-20 Sekunden. Wer mit Gewalt Muskeln zwingt nachzugeben und bis zum Schmerz zerrt und wippt, erreicht das Gegenteil: Der Muskeln ist störrisch und spannt sich an, anstatt sich zu entspannen. Sie riskieren dann leicht eine Verletzung. Wenn Sie beim Dehnen ein deutliches Ziehen in der Muskulatur verspüren, ist es gerade richtig.

**Vergessen Sie das Atmen nicht:** Wenn Sie beim Dehnen den Atem anhalten, können die Muskeln nicht locker lassen. Atmen Sie beim Dehnen tief und ruhig und spüren Sie, wie Ihre Muskeln langsam nachgeben.

**Bewahren Sie Haltung:** Führen Sie alle Dehnübungen mit geradem Rücken aus. Das schont Ihre Bandscheiben.

**Einmal ist besser als keinmal:** Wenn Sie jeden Muskel einmal in die Länge ziehen, erreichen Sie, dass Ihre Muskeln nicht kürzer werden. Wollen Sie verhärtete und verkürzte Muskeln wieder in die Länge ziehen, führen Sie die Dehnübung ein bis zweimal aus.

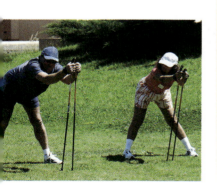

## DIE NEUN WICHTIGSTEN DEHNÜBUNGEN

**1. Dehnung der tiefen, kurzen Wadenmuskulatur**
Stellen Sie die Füße in Schrittstellung. Die Fußspitzen zeigen in Blickrichtung. Nach vorne auf die Stöcke abstützen. Hinteres Knie ist gebeugt. Die Ferse des hinteren Beines Richtung Boden drücken. Walken oder laufen Sie ohne Stöcke, dann stützen Sie sich einfach nach vorne gegen eine Wand ab.

**2. Dehnung der oberflächlichen, langen Wadenmuskulatur**
Gehen Sie in eine etwas größere Schrittstellung. Hinteres Knie durchstrecken und die Ferse des hinteren Beines Richtung Boden drücken. Nach vorne gegen die Stöcke oder eine Wand abstützen.

**3. Dehnung der Oberschenkelinnenseite**
Stellen Sie die Beine in eine breite Grätschstellung, die Füße zeigen parallel nach vorne. Ein Bein beugen und das Gewicht auf das gebeugte Bein verlagern. Das andere Bein bleibt gestreckt und wird gedehnt. Wechseln.

**4. Dehnung der Oberschenkelvorderseite**
Stellen Sie die Füße nebeneinander. Einen Fuß in die Hand nehmen und an den Po drücken. Die Knie dabei zusammenhalten und Bauch und Gesäß anspannen, damit Sie nicht ins Hohlkreuz ausweichen.

**5. Dehnung der Oberschenkelrückseite**
Ausgangsposition: aufrechter Stand. Füße stehen nebeneinander. Mit durchgestreckten Beinen und geradem Rücken (!) Oberkörper nach vorne neigen und mit den Händen Richtung Boden greifen.

## 6. Dehnung der Hüftbeugemuskulatur

Machen Sie einen großen Ausfallschritt. Hinterer Fuß hat nur mit dem Ballen Bodenkontakt. Becken nach unten absenken. Bauch anspannen. Haben Sie keine Stöcke, die Ihnen Halt geben, dann suchen Sie sich eine Bank oder einen Zaun, auf die Sie sich stützen können.

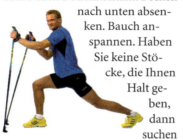

## 7. Dehnung des Schültergürtels

Ausgangsstellung: Leicht gegrätschte Beine bei leicht gebeugten Knien. Neigen Sie den Oberkörper mit geradem Rücken nach vorne und stützen Sie sich mit gestreckten Armen auf den Stöcken vor dem Körper ab. Lassen Sie den Oberkörper locker hängen, bis Sie ein Ziehen im Schultergürtel verspüren.

Derselbe Muskel läßt sich auch mit dem Flexband dehnen. Nehmen Sie hierzu das Band doppelt. Greifen Sie es vor dem Körper mit beiden Händen, so dass die Hände einen Abstand von ca. 10 cm haben. Jetzt die gestreckten Arme nach oben führen und halten.

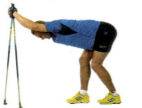

## 8. Dehnung der Brustmuskulatur

Stellen Sie sich mit leicht gegrätschten Beinen aufrecht hin und bauen Sie im Körper eine Spannung auf. Nehmen Sie die Hände aus den Schlaufen und greifen Sie mit beiden Händen die Stöcke vor dem Körper. Mit gestreckten Armen die Stöcke nach hinten-oben hinter den Kopf führen. Wer beweglich ist, greift enger, wer eingerostet ist, weiter.

Alternativ zu den Stöcken können Sie die Übung auch mit dem Flexband ausführen. Hierzu das Band wieder doppelt nehmen.

## 9. Dehnung des Schultergürtels

Greifen Sie die Stöcke mit beiden Händen hinter dem Körper in Schulterbreite. Führen Sie die gestreckten Arme so weit wie möglich nach oben und halten Sie diese Position. Haben Sie keine Stöcke, dann greifen Sie zum Flexband.

## Mini-Workout für Maxi-Muskeln

*Besorgen Sie sich ein Flexband im Sportfachgeschäft und locken Sie Schlankhormone. Sie brauchen nur acht Minuten.*

Machen Sie die beiden Workouts im Wechsel. Heute Workout 1, morgen Workout 2.
Die Regeln:

**Muskeln fordern:** Machen Sie bei den Übungen 8–15 Wiederholungen. Fühlen Sie sich dann noch immer frisch, hängen Sie noch ein paar Wiederholungen dran. Und besorgen Sie sich bald ein stärkeres Band. Nur wenn der Muskel richtig gefordert wird, sieht er die Notwendigkeit, etwas zu verändern, und wächst.
Führen Sie jede Übung zweimal im Wechsel aus. Haben Sie noch etwas Zeit und Energie – dann sind drei Durchgänge angesagt.

**Nicht die Luft anhalten:** Wenn Sie den Atem anhalten oder mit einer »Pressatmung« atmen, schießt Ihr Blutdruck in die Höhe. Das belastet Ihr Herz und Ihre Gefäße. Auf eine fließende, tiefe Atmung achten.

**Langsam und kontrolliert:** Führen Sie die Bewegungen nicht schnell, reißend, sondern langsam, geführt aus. Das ist zwar etwas mühsamer, aber die Muskeln haben dann am meisten davon und Sie bleiben von Verletzungen verschont.

**Körperspannung halten:** Achten Sie auf eine korrekte Haltung und versuchen Sie bei den Übungen eine Spannung im ganzen Körper aufzubauen, vom Scheitel bis zu den Zehen.

**Kurze Pause:** Führen Sie die zwei Übungen im direkten Wechsel aus. Gönnen Sie sich zwischen den Übungen nur eine kurze Verschnaufpause. Je nach Puste 10–40 Sekunden.

## Workout 1
▶ **Übung 1:** *Waschbrettbauch*
Legen Sie sich auf den Rücken und stellen Sie Ihre Beine an. Halten Sie das Flexband mit gestreckten Armen in beiden Händen, so

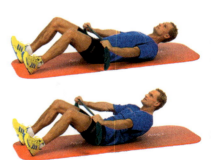

dass die Hände etwa hüftbreit sind. Jetzt drücken Sie Ihre Lendenwirbelsäule in die Unterlage, heben den Kopf an, spannen das Gummiband und schieben es ganz langsam die Oberschenkel entlang Richtung Knie und wieder zurück. Ihr Blick ist immer Richtung Decke gerichtet. Es ist völlig egal, wie weit Sie kommen. Wichtig ist nur, dass Sie die Spannung im Bauch halten und beim Zurückgehen keine Pause machen. Und vergessen Sie nicht zu atmen. 8- bis 15mal. Dann kurze Pause und ab zur Übung 2.

▶ **Übung 2:** *Kraftvoller Rücken, starke Schultern und knackiger Po*
Legen Sie sich auf den Bauch und strecken Sie die Beine aus. Der Kopf liegt auf der Stirn auf, die Arme in »U-Halte« seitlich vom Körper, die Hände halten das Band in Schulterbreite oberhalb vom Kopf.

Versuchen Sie zunächst das Gesäß anzuspannen, indem Sie die Pobacken zusammenkneifen. Heben Sie Kopf und Arme vom Boden ab. Spannen Sie jetzt das Band leicht und ziehen Sie es hinter den Kopf in den Nacken, ohne es weiter auseinander zu ziehen. Führen Sie es dann wieder zurück nach vorne. Versuchen Sie auch im Bauch eine Spannung aufzubauen – das verhindert, das Sie ins Hohlkreuz ausweichen.

## Workout 2
▶ **Übung 1:** *Starker Rücken, kräftige Schultern, schlanker Po und Beine*

Hängen Sie das Theraband um eine Türklinke, wickeln Sie es um beide Hände und gehen Sie einen Schritt zurück, bis das Band gespannt ist. Die Füße stehen leicht gegrätscht, parallel, die Knie sind leicht gebeugt (siehe nächste Seite). Richten Sie sich auf und ziehen Sie mit leicht gebeugten Ellenbogen das Band mit beiden Armen nach oben-außen. Bauen Sie dabei im ganzen Körper eine Spannung auf und machen Sie vor allem den Bauch fest, damit Sie nicht ins Hohlkreuz ausweichen. Ziehen Sie dann das Band mit beiden Armen nach unten-hinten und strecken Sie dabei die Arme.

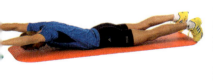

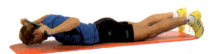

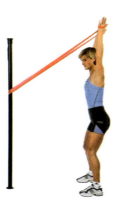
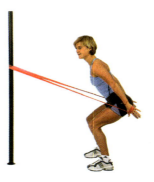

Gehen Sie, während Sie das Band nach unten ziehen, leicht in die Hocke, genauso als ob Sie sich auf einen Stuhl setzen würden, der hinter Ihnen steht. Wichtig ist, dass Ihr Rücken gerade bleibt. Stellen Sie sich dazu vor, Sie machen einen leichten »Entenpo«. Danach richten Sie sich wieder auf und ziehen das Band nach oben außen. 8- bis 15mal – und die zweite Übung.

▶ **Übung 2:** *Straffe Brust, kräftige Arme und Schultern.*
Stellen Sie sich mit einem Schritt Abstand vor eine Wand und stützen Sie sich mit beiden Händen schulterbreit gegen die Wand, so dass die Finger nach innen und die Ellenbogen nach außen zeigen. Beugen Sie Ihre Knie leicht und stellen Sie sich nur auf die Fußballen. Versuchen Sie jetzt wieder im ganzen Körper, vor allem im Bauch, eine Spannung aufzubauen. Beugen Sie die Arme, bis die Nasenspitze die Wand berührt und strecken Sie dann die Arme wieder. Wiederholen.
Um die Übung schwerer zu machen, gehen Sie einfach etwas weiter von der Wand weg, um Sie zu erleichtern, rücken Sie etwas näher heran. Wiederholen Sie 8- bis 15mal. Dann wechseln Sie zur Übung 1.

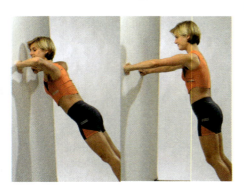

## Das 10-Tage-Vital-Fatburning-Ernährungsprogramm

In den zehn Vital-Fatburning-Tagen gehen Sie nicht auf Jagd nach etwas Essbaren. Sie begeben sich nicht in die Kantine, in die Bäckerei, an die Imbissbude. Sie kochen auf Vorrat, haben Ihren Fatburner immer dabei …

## Die drei Helferlein: Eiweißshake, Power-Soup & Magic-Fruitmix

Sie shaken sich alle vier Stunden einen Eiweißdrink und genießen immer, wenn der Hunger kommt die Power-Soup mit Gemüse oder den Magic-Fruitmix mit Obst. Beide versorgen Sie mit einer Ladung Vitalstoffe, die beim Fettverbrennen helfen.

**Was nun? Obst oder Gemüse?**
Manchem Menschen tut Gemüse besser, der andere fühlt sich wohler mit Obst. Die einen nehmen besser ab mit Obst, die anderen mit Gemüse. Die Menschen sind eben verschieden. Wenn Sie nicht wissen, ob Sie nun der Obst- oder der Gemüsetyp sind (vielleicht, weil Sie bislang weder Obst noch Gemüse essen – glauben Sie mir, solche Lebensversicherungsverweigerer gibt es), dann probieren Sie es einfach aus – Ihr Körper erzählt Ihnen ziemlich schnell, was ihm bekommt und was nicht. Das kann übrigens auch von der Jahreszeit abhängen. Im Hochsommer haben Sie vielleicht mehr Lust auf den Magic-Fruitmix. Und im Winter mehr auf die warme Power Soup.

**Das tut der Gemüsetyp**
Kochen Sie sich abends eine große Portion Power-Soup. Das Rezept hält für ein bis zwei Tage. Sie können die Suppe in den Kühlschrank stellen und bei Bedarf aufwärmen. Sie können so viel davon essen, wie Sie wollen. Wenn Sie unterwegs sind, im Büro, bei Freunden, dann haben Sie einfach Ihre Thermoskanne voll Suppe dabei. Das erspart die tägliche Jagd nach dem Essen. Spart Ihnen Zeit, die Sie in Fettverbrennung, in Bewegung investieren können.

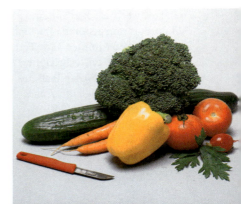

### Das tut der Obsttyp

Werfen Sie abends oder morgens den Mixer an. Sie investieren nicht mehr als zehn Minuten – in Ihre Gesundheit. Mixen Sie sich den Magic-Fruitmix. Füllen Sie ihn in große Flaschen ab. In den Kühlschrank stellen. Gleich den Mixer sauber spülen, dann pappt nichts fest. Und wenn der Hunger kommt, ein Glas trinken. Auch hier gilt: Wenn Sie unterwegs sind, sollten Sie eine Portion dabeihaben.

Wichtig: Wenn Sie Obsttyp sind, brauchen Sie trotzdem täglich Ihre zwei Esslöffel Olivenöl und den Teelöffel Leinöl. Was tun? Wenn Sie es nicht wie die Kreter machen wollen, ex und hopp, dann verquirlen sie es in einem Glas Gemüsesaft.

### Das tun beide Typen:
### Fett verbrennen …

Bewegung verhindert, dass der Grundumsatz sinkt. Sie kurbelt den Stoffwechsel sogar an. Zum Vitalprogramm gehören also auch mindestens 30 Minuten aktiv Fett verbrennen. Am besten geeignet: Nordic-Walking, Power-Walking oder leichte Joggingläufe. Anleitung finden Sie ab Seite 117. Grundsätzlich sollte die Bewegung bei niedriger Intensität, gleichmäßig, nonstop und ausdauernd sein. Sie haben den Test auf Seite 86 f. gemacht. Dann walken oder laufen Sie los.

Die gute Nachricht: Bewegung ist der Schlüsselreiz für die Bildung fettverbrennender Enzyme, die auch nach dem Walken, rund um die Uhr die Fettdepots leeren. Sobald Sie regelmäßig walken oder laufen, produziert der Körper mehr fettverbrennende Enzyme und stattet den Muskel mit mehr Blutgefäßen aus. Mehr Sauerstoff durchflutet den Körper, was wiederum die Fettverbrennung fördert. Bewegung baut Stresshormone ab, stärkt das Immunsystem, fördert die Kreativität. Für eine Tablette mit dieser Wirkung würden Sie ein Vermögen zahlen.

### …trinken, trinken, trinken

Trinken Sie jeden Tag mindestens drei Liter Mineralwasser und verschiedene ungesüßte Tees. Am besten trinken Sie jede Stunde ein Glas Wasser. Tun Sie das wirklich, denn das spült Gifte aus dem Körper und mit ihnen verschwindet überflüssiges eingelagertes Wasser. Ab und zu dürfen Sie ruhig auch eine Tasse Kaffee genießen.

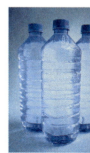

## …und alle vier Stunden Eiweiß

Alle vier Stunden rühren Sie drei Esslöffel Eiweißkonzentrat in Wasser, Gemüsesaft oder Magermilch (0,3 Prozent Fett) und trinken es.
▶ Den Morgendrink nehmen Sie mit Eiweiß pur. Und dreißig Minuten später trinken Sie Ihre Power-Soup oder den Magic-Fruitmix. Für mehr vom fettabbauenden Wachstumshormon und appetitzügelnden Serotonin.
▶ In den Schlummertrunk geben Sie den Saft einer Zitrone und einen kräftigen Teelöffel Honig. Für mehr Wachstumshormon und mehr vom Gute-Nacht-Hormon Melatonin.

## Der Eiweißshake

Carnitin-Eiweißkonzentrat aus der Apotheke
0,2 Liter stilles Wasser oder Magermilch.

Einfach drei Esslöffel Eiweißpulver in die Flüssigkeit geben und gut durchshaken, bis der Drink schön cremig ist. Shaker und in ein kleineres Gefäß abgefülltes Pulver sollten Sie in den zehn Tagen Vital-Fatburning ständig begleiten.
Tipp für den Gemüsetyp: Wenn Sie mögen, können Sie das Eiweißpulver auch in einem Glas Gemüsesaft verquirlen.

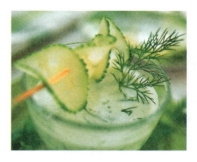

**Warum ein Eiweißshake die Fettverbrennung ankurbelt**
**Durch die spezifisch dynamische Wirkung:** Um Eiweiß in wertvolle Körpersubstanz (Muskeln, Hormone, Immunsystem, Blut etc.) umzubauen, schießt der Körper Energie zu. Er bedient sich dafür aus den Fettdepots. Während Sie Eiweiß essen, schmelzen Fettdepots weg. Wissenschaftler haben festgestellt: Eiweiß bremst den Hunger. Sie nehmen also ab, ohne zu darben. Und solange Sie Ihrem Körper Eiweiß schenken, nagt er nicht seine Muskeln an – Sie verlieren nicht Ihre wertvollen Fettverbrennungsöfchen.
Gut ist, wenn Ihr Eiweißpulver auch **Carnitin** enthält. Eine wertvolle Substanz, welche die Fettmoleküle direkt in die Zellkraftwerke zur Verbrennung transportiert. Ohne Carnitin ist Abnehmen nicht möglich. Carnitin ist der für die Fettverbrennung entscheidende Stoff im Körper.

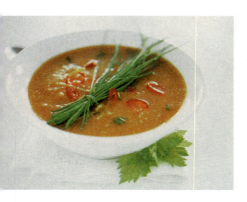

## Die Power-Soup

Der Gemüsetyp isst von der Power-Soup, so viel er will. Vorkochen, in den Kühlschrank stellen und bei Bedarf aufwärmen. Unterwegs begleitet einen die Suppe in der Thermoskanne. Und damit es nicht langweilig wird, finden Sie ab Seite 105 Würztipps, welche die Suppe zum thailändischen Schmankerl machen, zum mexikanischen Gaumenschmaus, zum französischen Gedicht, zum arabischen...

*Zutaten für 6–8 Portionen:*
*2 weiße Zwiebeln*
*2 cm frischer Ingwer*
*2 Knoblauchzehen*
*1 kg reife Tomaten*
*1 lange, rote Peperoni*
*4 EL Olivenöl*
*Meersalz*
*1 TL zerstoßene Koriandersamen*
*2 l Gemüsebrühe*
*500 g junger Wirsing*
*je 1 rote und gelbe Paprikaschote*
*1 Stange Lauch (etwa 300 g)*
*250 g Staudensellerie*
*schwarzer Pfeffer aus der Mühle*
*1/2 unbehandelte Zitrone*
*1 Bund Petersilie*
*1 Bund Schnittlauch*
*1 EL Leinöl*

1. Zwiebeln, Ingwer und Knoblauch schälen und in kleine Würfel schneiden. Die Tomaten waschen, vom Blütenansatz befreien und ebenfalls würfeln. Die Peperoni putzen, waschen, längs aufschneiden und entkernen.

2. Das Olivenöl in einem Topf erhitzen. Zwiebeln, Ingwer und Knoblauch darin andünsten. Mit Salz und Koriander würzen. Mit der Brühe auffüllen und einmal aufkochen lassen. Dann die Tomaten und Peperoni dazugeben und etwa 30 Minuten leise kochen lassen.

3. Inzwischen den Wirsing putzen und vierteln, den Strunk herausschneiden. Die Wirsingblätter zuerst in Steifen, dann in Rauten schneiden. Die Paprikaschoten waschen, putzen und in kleine Stücke schneiden. Den Lauch gut waschen, putzen und in dünne Ringe, den Sellerie putzen und in feine Scheiben schneiden.

4. Den Tomatensud mit dem Passierstab des Handrührers durch ein feines Sieb in einen Topf streichen. Die Rückstände gut ausdrücken.
5. Den Tomatenfond erneut aufkochen lassen. Den Wirsing, Paprika, Lauch und Sellerie dazugeben und darin bei schwacher Hitze etwa zehn Minuten ohne Deckel garen. Den Eintopf mit Salz und Pfeffer würzen, Zitronensaft und die abgeriebene Schale der Zitrone dazugeben, etwa fünf Minuten ziehen lassen.
6. Die Gemüsesuppe mit dem Pürierstab oder im Mixer glatt pürieren. Leinöl darunter rühren. In einem Vorratsgefäß gut verschließen und mit an den Arbeitsplatz nehmen. Kalt oder warm mit frischen Kräutern aus einem tiefen Teller löffeln oder als Drink mit einem dicken Trinkhalm aus dem Glas schlürfen.

### TIPP

Wenn es mal ganz schnell gehen muß, können Sie die frischen Tomaten durch eine große Dose geschälte Tomaten ersetzen. Die Tomaten samt Saft pürieren, mit der Gemüsebrühe aufkochen und das vorbereitete Gemüse darin köcheln.

## Eine Weltreise gegen die Langeweile

Damit die Suppe immer anders schmeckt, haben wir für Sie rund um den Globus Würzideen aufgepickt. Die Zutaten bekommen Sie im gut sortierten Supermarkt oder im entsprechenden Fachgeschäft.

### Indisch

Statt Olivenöl ein neutrales Pflanzenöl verwenden. Suppe mit 1 EL Garam masala oder gelbem Currypulver, 1 EL gemahlenem Koriander und 2 TL Kurkuma würzen. 1/2 Bund gehackte Minze obendrauf streuen.

### Thailändisch

Neutrales Pflanzenöl, z. B. Erdnussöl statt Olivenöl zum Dünsten verwenden. Als Würzzutaten 1–2 Stangen fein geschnittenes Zitronengras, 4 frische Zitronenblätter, 2 EL Fischsauce (Nam pla) und 4 EL Sojasauce dazugeben. 2 EL Frühlingszwiebelringe und 1 Bund gehacktes Koriandergrün obendrauf streuen.

### Japanisch

Suppe mit 1 EL Miso (Sojabohnenpaste), 4 EL japanischer Sojasauce, 2 EL Mirin oder trockenem Sherry und 2 TL Sesamöl abrunden. Sechs Frühlingszwiebeln in dünne, schräge Scheiben schneiden und obendrauf streuen.

### Türkisch
Ingwer weglassen. Zwiebeln und Knoblauch andünsten, mit 2 EL Paprikapulver edelsüß bestäuben und anschwitzen. Suppe mit je 2 TL Kreuzkümmel (gemahlen) und Paprikapulver rosenscharf sowie 2 TL Thymian abschmecken.

### Arabisch
Suppe nicht mit Ingwer würzen. Stattdessen je 1/2 TL gemahlenem Kardamom, Zimt und Nelken hinzufügen und 1/4 l Gemüsebrühe durch Orangensaft ersetzen.

### Französisch
Anstelle von Wirsing und Lauch Auberginen und Zucchini verwenden. Ingwer und Koriander weglassen. Stattdessen 2 Lorbeerblätter, je 3 Zweige Petersilie und Thymian zusammenbinden und mit den Tomaten köcheln. Das Bouquet garni entfernen.

### Italienisch
Suppe nicht mit Ingwer und Koriander würzen. Stattdessen ein Kräutersträußchen mit je 1 Zweig Rosmarin und Salbei sowie 3–4 Zweigen Thymian binden. In die Suppe einhängen und mit den Tomaten köcheln, dann wieder entfernen. Mit 2 EL Aceto Balsamico (Balsamessig) statt mit Zitronensaft und Zitronenschale abschmecken. Schnittlauch durch 1 Bund gehacktes Basilikum ersetzen.

### Kreolisch
Suppe zusätzlich mit 1 TL getrocknetem Thymian, 1/2 TL gemahlenem Piment und Cayennepfeffer pikant-scharf abschmecken. Zitrone durch Saft und Schale einer Limette ersetzen. Gehackte Petersilie, Schnittlauch oder Koriandergrün aufstreuen.

### Mexikanisch
Tomaten zusätzlich mit 1 EL frisch gehacktem Oregano und 1 TL Chilipulver köcheln. Zum Schluß je 1 Bund gehackte Petersilie und Koriandergrün aufstreuen.

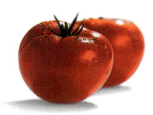

## Der Magic-Fruitmix

Mixen Sie sich den Magic-Fruitmix. Füllen Sie ihn ab in große Flaschen. In den Kühlschrank stellen. Und immer, wenn der Hunger kommt, ein Glas trinken. Nicht vergessen: Wenn Sie unterwegs sind, sollten Sie eine Portion dabeihaben.

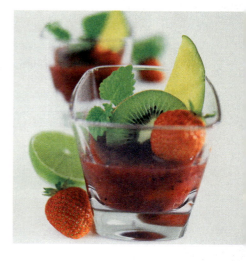

*Zutaten für zehn Portionen:*
*800 g gemischte Beeren (z. B. Erdbeeren, Johannisbeeren, Himbeeren, Brombeeren), frisch oder tiefgekühlt;*
*1 große Papaya (etwa 500 g)*
*2 reife Birnen (etwa 400 g)*
*2 reife Kiwis*
*1 Grapefruit*
*1 Orange*
*1/2 l ungesüßter Apfelsaft*
*2 Limetten (oder 1 unbehandelte Zitrone)*
*1 Esslöffel Leinöl*
*50 g Fruchtzucker*
*1/4 TL gemahlener Zimt*
*2 Messerspitzen gemahlene Nelken*
*4 Stängel Zitronenmelisse*

1. Beeren waschen, gut abtropfen lassen und verlesen. Tiefgekühlte Beeren bei Zimmertemperatur oder über Nacht langsam auftauen lassen. Beeren wenn nötig klein schneiden. Die Papaya und Birnen schälen, halbieren, entkernen und in kleine Stücke schneiden. Die Kiwis schälen und grob zerteilen.
2. Beeren, Papaya, Birnen und Kiwis im Mixer pürieren. Nach Belieben durch ein feines Sieb streichen.
3. Grapefruit und Orangen schälen. Einen großen Anteil der weißen Haut – darin stecken Flavonoide, die die Wirkung des Vitamin C verstärken – dran lassen. Klein würfeln. Mit Apfelsaft, Limettensaft und abgeriebener Limettenschale sowie den Fruchtzucker dazugeben. Alles im Mixer nochmal kräftig durchmixen. Mit Zimt und Nelken würzen. Die Fruchtmix in 1 bis 2 Stunden gut durchkühlen lassen.
4. In ein hohes Becherglas abgießen, mit Zitronenmelisse garnieren und sofort mit einem dicken Trinkhalm genießen.

## TIPP

Spielen Sie mit dem Obst. Dafür gibt es keine feste Regeln. Außer: Es sollten Beeren, ein Exot und Zitrusfrüchte enthalten sein. Nur: Bananen sind nicht erlaubt. Je nach Saison können Sie immer wieder andere Früchte auswählen. Probieren Sie den Fruitmix mit Nektarinen, Aprikosen oder Pfirsichen. Sie können auch Abwechslung in die Exotik bringen: statt Papaya zwei Mangos. Für die Garnitur können Sie statt Zitronenmelisse auch etwas Minze verwenden.

## Erste Hilfe über die Hitzewelle

Sie machen Ihr Vital-Fatburning-Programm im Sommer? Dann wollen Sie sicher oft nur eines: Eis. Kein Problem: Einfach vier Portionen vorbereiten und täglich eine genießen. Natürlich dürfen Sie das auch im Frühling, im Herbst, im Winter …

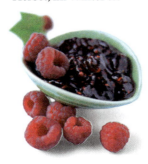

### Vanilleeis

*Für vier Portionen, etwa 200 ml:*
*1 Vanilleschote*
*300 ml fettarme Milch*
*4 EL Eiweißpulver mit Vanillegeschmack (30 g)*
*1 EL brauner Rohrzucker*

1. Die Vanilleschote aufschlitzen, das Mark herauskratzen. Beides mit 150 ml Milch in einen kleinen Topf geben, bis kurz vorm Kochen erhitzen und etwa fünf Minuten ziehen lassen. Vom Herd nehmen, Vanilleschote herausfischen.
2. Die übrige Milch, das Eiweißpulver und den Zucker kräftig unterrühren. Den Eisansatz in eine kleine Schale füllen, mit Folie abdecken und 3–4 Stunden im Gefrierfach gefrieren lassen. Das Eis alle 30 Minuten mit dem Schneebesen durchrühren. Oder am besten in einer Eismaschine geschmeidig gefrieren.

*Kühle Variationen*
▶ 1 EL fein gehackte Pistazien oder gemahlenen Mohn untermischen.
▶ 1 EL geriebene dunkle Schokolade (mindestens 70 % Kakaoanteil) dazugeben.
▶ Eisansatz mit $1/2$ TL gemahlenem Zimt abschmecken.
▶ 1 EL winzig klein gewürfelte getrocknete Aprikosen oder Backpflaumen unterrühren.

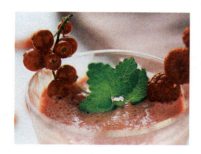

## Erdbeereis

*Für vier Portionen, etwa 400 ml:*
*150 g Erdbeeren*
*150 g kalte Buttermilch*
*4 EL Eiweißpulver Vanillegeschmack (30 g)*
*4 TL Ahornsirup*
*1 EL Zitronensaft*
*etwas abgeriebene Zitronenschale (unbehandelt)*

1. Die Erdbeeren kurz abbrausen, putzen und mit der Hälfte der Buttermilch im Mixer oder mit dem Pürierstab glatt pürieren.
2. Die übrige Buttermilch, Eiweißpulver, Ahornsirup, Zitronensaft und Zitronenschale dazugeben und nochmals alles kräftig durchmixen. Den Eisansatz in eine flache Schale füllen, mit Folie abdecken und 3-4 Stunden im Gefrierfach gefrieren lassen. Das Eis alle 30 Minuten mit dem Schneebesen kräftig durchrühren oder am besten in einer Eismaschine geschmeidig gefrieren.

### INFO

**Eis am Stiel**
Tipp von einer Besucherin im Strunz-Forum: »Ich kenne abendliche Gelüste nur zu gut und kann einen guten Tipp geben: Wenn man Lust auf ›süß‹ hat, einfach Eisstiele kaufen, mit denen man Eis selbst einfrieren kann. Fruchtsäfte einfüllen, aber auch Buttermilch, Jogurt etc. zugegeben. So kann man beim Fernsehen Eis lutschen und hat hinterher (je nachdem, was man reinfüllt) nur 100 bis 200 Kalorien aufgenommen. Viel Spaß damit!«

### Kühle Variationen

▶ Das Eis mit anderen Beeren, z. B. Heidelbeeren, Johannisbeeren, Himbeeren oder Brombeeren zubereiten. Oder statt Erdbeeren 150 g frisches Aprikosen- oder Pfirsichpüree verwenden.

▶ Je 1 EL frische Pfefferminze- oder Zitronenmelisse-Blätter fein hacken und untermischen.

▶ Kefir oder Molke statt Buttermilch nehmen.

▶ Den Eisansatz mit 1 EL Orangensaft und etwas abgeriebener Schale einer unbehandelten Orange aromatisieren statt mit Zitrone.

▶ Ahornsirup durch Sanddornmark mit Honig ersetzen.

## Diese Power steckt im Eiweißshake

**Aus Aminosäuren**, den Bausteinen des Lebens, ist Eiweiß aufgebaut – also Haut, Knochen, Gelenke, Enzyme, Hormone, Muskeln, Immunsystem und Blut. Wir kennen 20 Aminosäuren, zehn davon sind essenziell und müssen mit der Nahrung zugeführt werden. Sie stecken im Eiweißshake.

▶ **Cystein:** Aus diesem Eiweißbaustein baut Ihr Körper Glutathion. Unser wichtigstes Schutzschild des Immunsystems gegen freie Radikale. Diese aggressiven Substanzen zerstören Zellen – auch die zarten Nervenstrukturen im Gehirn. Stress bombardiert Körper und Gehirn mit freien Radikalen. Und darum schützt ein hoher Eiweißspiegel auch vor Stress.

▶ **Glycin:** natürlicher Appetitzügler. Fehlt dem Körper diese Aminosäure, schlägt er Alarm. Quält mit Heißhunger auf Süßes. Auch darum macht Eiweißmangel dick. Glycin ist auch ein Botenstoff im Gehirn, er beruhigt uns.

▶ **Histidin** sorgt für biologischen Rückenwind. Diese Aminosäure braucht der Körper für den roten Blutfarbstoff Hämoglobin, der Sauerstoff überträgt. Das heißt: Je mehr Histidin, desto leistungsfähiger ist der Mensch – körperlich wie geistig. Histidin reguliert Zellwachstum und Regeneration, also Jugend.

▶ **Isoleucin** bildet die Gehirnbotenstoffe, die gegen Stress feien. Diese Aminosäure fördert auch noch die Verwertung anderer Eiweißbausteine aus der Nahrung. Isoleucin ist wesentlich für muskuläre Ausdauer.

*Mixen Sie sich morgens und dann alle vier Stunden einen Fatburning-Shake: Drei Esslöffel Eiweißpulver auf 0,2 Liter Wasser, Magermilch oder – wenn Ihnen das besser schmeckt – Gemüsesaft.*

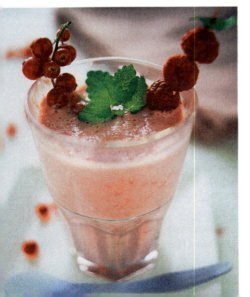

▶ **Leucin** lässt Muskeln wachsen. Die Aminosäure ist wichtig für muskuläre Ausdauer und körperliche Leistungsfähigkeit. Sie stimuliert die Eiweißsynthese, baut also Muskeln auf – und hält den Blutzucker stabil, so dass dem Gehirn der Zucker nicht ausgeht. Ein Mangel schwächt den ganzen Körper.

▶ **Lysin** heißt der Jungbrunnen unter den Aminosäuren. Lysin kleidet die Blutgefäße innen wie Teflon aus. Macht sie völlig glatt, so dass das gefährliche Lipoprotein-a nicht ankleben kann. Ein Risikofaktor, der zu Herzinfarkt und Schlaganfall führt. Den jeder fünfte Deutsche hat und der – angeblich – nicht zu bekämpfen ist. Doch: mit Lysin.
Als Bestandteil des Kollagens hält Lysin die Haut straff, ist also eine natürliche Verjüngungskur. Lysin stimuliert die Abwehrkräfte gegen Viren. Ohne Lysin gibt es keine Enzyme, die Krebszellen niederkämpfen. Zudem ist Lysin Teil des Carnitins, des Stoffes, der Fett in die Zelle einschleust und damit die Fettverbrennung überhaupt ermöglicht.
Und wer unter Antriebslosigkeit, Konzentrationsstörungen und Gedächtnisschwäche leidet, dem hilft Lysin.

▶ **Methionin** ist der Ausgangsstoff für jeglichen Eiweißaufbau. Wenn Sie das Kreativitätshormon ACTH erzeugen wollen, muss Methionin da sein. Wenn sie Tyrosin, den Wachmacher im Körper, erzeugen wollen, muss Methionin da sein. Die Aminosäure ist auch Bestandteil des Carnitins, welches Fett in die Zelle transportiert, wo es dann verbrannt wird. Methionin ist wichtig für die Abwehrfunktion der Killerzellen im Blut. Methionin macht Sie also wach, kreativ, schlank und gesund.

▶ **Phenylalanin** macht glücklich – und satt. Aus dieser Aminosäure baut sich der Körper Glückshormone wie Noradrenalin, ACTH, Dopamin und Endorphine. Wesentlich für die Stimmung des Menschen. Phenylalanin hilft gegen Depressionen und schenkt Selbstvertrauen. Phenylalanin wird übrigens auch in der Schmerztherapie eingesetzt, z. B. bei Arthritis, Rheuma und Muskelschmerzen. Im Darm ist Phenylalanin beteiligt am Aufbau von Cholezystokinin. Das Hormon, das dem Gehirn signalisiert: Satt! Phenylalanin ist also ein natürlicher Appetitzügler.

▶ **Taurin** ist ebenfalls eine wichtige Aminosäure. Gut für Dicke und Genießer. Denn Taurin verbessert die Fettverbrennung um den Faktor 4. Und Taurin entgiftet die Leber bei toxischer Überlastung (z. B. Alkohol). Zudem blockt dieser Eiweißbaustein die unangenehme Koffein-Nebenwirkung, d. h., er beruhigt den Puls. Zusammen mit Arginin schützt diese Aminosäure vor Herzkrankheiten.

▶ **Threonin** ist wesentlich für die Weiterstellung der Blutgefäße und damit für die Durchblutung des Körpers, des Herzens, des Gehirns, der Körpermitte. Ein Mangel an dieser Aminosäure bedeutet Impotenz, Müdigkeit, bis hin zu Herzbeschwerden.

▶ **Tryptophan** ist ein natürliches Schlafmittel. Diese Aminosäure entspannt und fördert den Schlaf. Denn aus Tryptophan bildet der Körper Serotonin, das Hormon der inneren Ruhe, der Ausgeglichenheit, des Glückes. Wer im Stress ist, unter Angstzuständen oder Schlaflosigkeit leidet oder wer mit dem Rauchen aufhören will, sollte auf eine Extraportion Tryptophan achten.
Bei Mangel drohen Depressionen bis hin zu Psychosen. Und: Tryptophan ist die Schlüsselsubstanz für die Herstellung von Melatonin, des hormonellen Jungbrunnens, das man in den USA wie Smarties schluckt.

▶ **Valin** peppt Nerven und Abwehrkräfte auf. Diese Aminosäure braucht der Körper für ein funktionierendes Nervensystem. Valin ist außerdem beteiligt am Aufbau von Hämoglobin, dem roten Blutfarbstoff – dem Boot, das vitalisierenden Sauerstoff zu allen 70 Billionen Zellen unseres Körpers transportiert. Wichtig zum Aufbau eines aktiven Immunsystems.

## Auch das liefert ein gutes Eiweißkonzentrat

▶ **Carnitin**
Der Eiweißstoff Carnitin ist einer der effektivsten Schlankmacher, die in unserem Körper arbeiten. Carnitin transportiert die Fettmoleküle zu den Kraftwerken in den Zellen, wo sie verbrannt werden.

▶ **Isoflavonoide**
Täglich ein Sojaprodukt, empfehlen Mediziner zur Prophylaxe von Brust- oder Prostatakrebs. Grund: Pflanzliche Phytohormone namens Isoflavonoide schützen. Sie stecken auch in einem guten Eiweißkonzentrat.

## *Einkaufsliste*

### *Für den Obsttyp*

**Einmal zu Beginn besorgen:**
*250 g Fruchtzucker
gemahlener Zimt
gemahlene Nelken
2,5 Liter ungesüßter Apfelsaft
10 Limetten (oder 5 unbehandelte
Zitronen)*

**Jeden zweiten Tag im Obstladen einkaufen:**
*800 g gemischte Beeren (z. B. Erdbeeren, Johannisbeeren, Himbeeren, Brombeeren), frisch oder tiefgekühlt
1 große Papaya oder Mango (etwa 500 g)
2 reife Birnen (etwa 400 g)
2 reife Kiwis
1 Grapefruit
1 Orange
4 Stängel Zitronenmelisse oder Minze
oder, je nach Saison
abgewandelt*

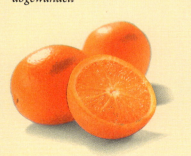

**Für Süßschnäbel:
Zutaten für das Eis**
Für das Vanilleeis:
*1 Vanilleschote
fettarme Milch
brauner Rohrzucker*
Für das Erdbeereis:
*150 g Erdbeeren
150 g kalte Buttermilch
Ahornsirup
1 unbehandelte
Zitrone*

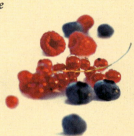

### Das sollte immer da sein...

**Gibt's in der Apotheke:**
*eine Dose gutes Eiweißpulver plus Carnitin, Vitaminpräparate (siehe Vitalstoffcocktail S. 40)*

**Aus dem Supermarkt:**
*Mineralwasser, Honig, natives Olivenöl extra*

**Im Reformhaus:**
*unbehandelte Zitronen, Leinöl*

**Nach Bedarf:**
*Magermilch, Gemüsesaft, Kaffee, verschiedene Teesorten*

## Für den Gemüsetyp

**Einmal zu Beginn besorgen:**
*Meersalz*
*schwarzer Pfeffer*
*Koriandersamen*
*Gemüsebrühwürfel*
*10 weiße Zwiebeln*
*1 Knolle Knoblauch*
*1 große, frische Ingwerwurzel*
*oder: die Zutaten der Suppe Ihrer*
*Wahl von Seite 104 f.*

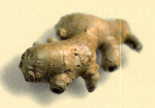

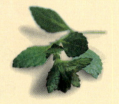

**Jeden zweiten Tag frisch am Gemüsestand einkaufen:**
*1 kg reife Tomaten*
*1 lange, rote Peperoni*
*500 g junger Wirsing*
*je 1 rote und gelbe Paprikaschote*
*1 Stange Lauch (etwa 300 g)*
*250 g Staudensellerie*
*je 1 Bund Petersilie und Schnittlauch*
*oder: die Variationen der Suppe Ihrer Wahl von Seite 104 f.*

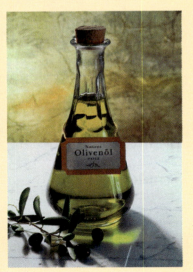

*Gehört in den gesunden Schlankhaushalt: Olivenöl extra vergine.*

## Fatale Fallen: der Zyklus und der Frust

Manchmal kriege ich Briefe von Frauen, die 600 Gramm abnehmen, 200 Gramm zunehmen, 200 Gramm abnehmen, 300 Gramm zunehmen.
Frustriert brechen sie »die diät« nach wenigen Tagen ab.
Der häufigste Grund: Sie beginnen in der zweiten Zyklushälfte. Der Tanz der Hormone sorgt für Wassereinlagerung, das Ergebnis kann kein gleichmäßiges sein. Nun zeigt aber eine neue australische Studie: Gerade in der zweiten Zyklushälfte nehmen Frauen besonders effektiv ab – durch Bewegung. Denn gegen Ende des Zyklus ist der Spiegel der Hormone Östrogen und Progesteron im Blut sehr hoch. Diese Hormone fördern die Fettverbrennung. Auch wenn sich Wasser einlagert, haben Sie also Fett verbrannt. Und das wollen Sie ja.
Mein Tipp: Machen Sie die Vital-Fatburning-Diät ruhig in der zweiten Zyklushälfte. Aber stellen Sie sich nicht jeden Tag auf die Waage. Erst am Ende der Diät, erst, wenn Sie Ihre Regel haben. Und dann bloß nicht auf dem Teppich. Der weiche Untergrund lässt die Waage zehn Prozent mehr Gewicht anzeigen, stand

> **INFO**
>
> **Eine Leserstimme**
> Im Strunz-Forum im Internet tauschen Leser/innen Erfahrungen aus. Das lese ich immer höchst neugierig. Hier ein kleiner Auszug, den ich Ihnen nicht vorenthalten möchte:
> Eine Leserin hatte geschrieben: »Hilfe! Warum funktioniert's nicht?« Darauf antwortete eine andere »Die Diät«-Leserin: »…Ich hatte Höhen und Tiefen. Fast vier Wochen lang Stillstand, und dann klappte es wieder. Der Körper braucht etwas Zeit zum Umstellen. Ich habe jetzt 16 Kilogramm abgenommen, das sind, wie Dr. Strunz sagt, 64 Butterpäckchen und ich bin stolz darauf. Also nicht verzweifeln und aufgeben, es wird weitergehen mit dem Abnehmen. Weiter so! Langsames Abnehmen ist für den Körper auch haltbarer. Grüße…«

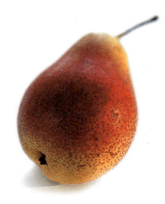

kürzlich im New Scientist. Aber Sie sollten sich sowieso lieber auf die Fettwaage stellen, denn nur sie misst die reine Wahrheit (siehe auch Seite 30).

*Auch das hindert am Abnehmen*
▶ Sie walken oder laufen nicht schnell genug, oder zu schnell, in jedem Fall nicht mit ihrem optimalen Puls (siehe Seite 76).
▶ Sie verstehen unter Obst reife Bananen. Wenn Sie viele sehr reife Bananen (hoher GI) essen, locken Sie auch Insulin, können kein Fett verbrennen. Werfen Sie einen Blick auf die Tabelle Seite 144. Dort stehen verbotene Früchtchen.
▶ Sie essen zu wenig. Sie lassen, weil Sie meinen, »weniger ist mehr«, einfach ein oder zwei Eiweißdrinks ausfallen. Und nippen nur an ihrer Power-Soup. Dann bekommt der Körper zu wenig Nährstoffe und klammert an seinen Pfunden.
▶ Sie haben einen ausgeleierten Stoffwechsel. Weil Sie Ihrem Körper über Jahre hinweg »zu wenig« angeboten haben, läuft er auf Sparflamme. Dann müssen Sie Geduld mit ihm haben. Ihm viel Bewegung anbieten – und alle Nährstoffe, die er braucht. Bis er merkt, dass er bekommt, was er braucht. Dann lässt er auch los von seinem Fett.
▶ Ihnen fehlen Nährstoffe im Blut, die notwendig sind für die Fettverbrennung. Das können Sie nur durch ein Blutbild erfahren. Leere Tanks auffüllen, dann schmelzen auch die Kilos weg.
▶ Sie denken: Ohne Bewegung geht es auch.
…Nein. Tut es nicht. Ohne Bewegung haben Sie die Pfunde schnell wieder drauf.

*Sehen Sie auch die Minidiät…*
als Vierwochenspaß. Nicht schnell mal zehn Tage… und dann wieder der alte Trott. Sie müssen sich vier Wochen bewegen, vier Wochen mit den Tipps ab Seite 101 auf gesundes Essen achten. Und dann beginnt das, was ich Ihnen schenken möchte: ein für immer neues, schlankes Leben.
Die Diät ist Lebensstil. Oft berichten Teilnehmer, dass sie zwei Wochen gar nicht und dann plötzlich rapide abnehmen, z. B. in den folgenden zwei Wochen sechs bis acht Kilo. Weil jetzt die Vitalstoffe, die für die Fettverbrennung nötig sind, langsam ankommen und wirken. Weil Sie mehr Muskelmasse haben, die Fett verbrennt…
Weil der Körper seine eigenen Regeln hat, und er nicht immer so funktioniert, wie wir es von ihm erwarten.

## Die 10-Tage-Vital Fatburning-Aktivprogramme

### Das Programm für Walker/ Nordic-Walker

Das Walkingprogramm ist so gestaltet, dass Sie mit oder ohne Nordic-Walking-Stöcken loslegen können. Ich rate Ihnen unbedingt dazu, Stöcke einzusetzen. Denn durch den Stockeinsatz schalten Sie von 2-Rad- auf 4-Rad-Antrieb und lassen nicht nur die Beine, sondern die gesamte Arm- und Oberkörpermuskulatur arbeiten. Durch diesen Turbo-Effekt schnellt die Fettverbrennung nach oben.

> **INFO**
>
> **Wirklich null Kondition?**
> Kommen Sie selbst beim Walking schnell außer Atem, so dass eine halbe Stunde am Stück für Sie eine Tortur ist? Klären Sie zunächst mit Ihrem Arzt ab, ob Sie sich in einem guten Gesundheitszustand befinden. Wenn ja, können Sie das Walkingprogramm langsam aufbauen und Ihre Kondition schrittweise steigern, bis sie problemlos eine halbe Stunde am Stück walken können. Absolvieren Sie das 10-Tage-Programm, indem Sie die Belastungsdauer, die angegebene Walkingzeit, jeweils halbieren. So kann sich Ihr Körper ganz langsam an die Belastung gewöhnen. Mit neuer Leistungsfähigkeit schaffen Sie zu einem späteren Zeitpunkt das volle Programm.

Besonders wenn Sie starkes Übergewicht haben und Sie Ihren Körper schon lange nicht mehr mit Bewegung verwöhnt haben, lassen Sie die Stöcke mitlaufen. Denn der Armeinsatz entlastet die Beine – um bis zu 30 Prozent. Sie belasten Muskeln, Sehnen und Gelenke sanft und schonend, sie haben Zeit, sich langsam an die neue Be-

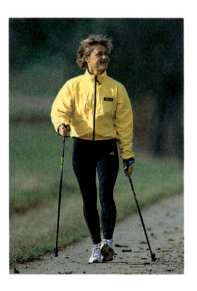

*Mit Stöcken schalten Sie vom 2-Rad- auf den 4-Rad-Antrieb.*

anspruchung zu gewöhnen. Überlastungen kann man beim Nordic-Walking nahezu ausschließen. Wer Beschwerden mit Knie- oder Hüftgelenken hat, der sollte in sein bewegtes Leben ohnehin mit Nordic-Walking-Stöcken starten.

### Das Programm für Laufeinsteiger

Wer durch Walking schon Fitness getankt hat oder von Haus aus schon zur sportlicheren Sorte gehört, kann seine Laufschuhe schnüren und gleich mit dem Programm für Laufeinsteiger beginnen. Denn wer jung und dynamisch ist oder sich schon eine gute

> **INFO**
>
> **Viel hilft viel?**
> Immer schön langsam laufen. Viele Laufeinsteiger erreichen ihren optimalen Fettverbrennungspuls schon, wenn Sie ganz locker traben. Schneller werden Sie mit der Zeit von selbst. Aber nur, wenn Sie regelmäßig beim richtigen Puls laufen und nicht nach dem Motto: Viel hilft viel. Das Programm ist so gestaltet, dass Sie schonend den Einstieg ins Läuferdasein schaffen und dabei möglichst viele Pfunde auf der Strecke lassen.

konditionelle Grundlage durch Walking geschaffen hat, schafft es walkenderweise oft nicht mehr, seinen Grenzpuls zu erreichen. Höchstens mit sehr hohem Tempo und guter Technik. Mit dem sogenannten Power-Walking. Power-Walking ist, wenn man ein Tempo walkt, bei dem man normalerweise automatisch ins Traben verfallen würden. Nur ist das gar nicht so leicht. Das schaffen die wenigsten. Beginnen Sie deshalb gleich mit dem Programm für Laufeinsteiger, wenn Sie die entsprechenden Voraussetzungen mitbringen und im Fitness-Test von Seite 86 entspre-

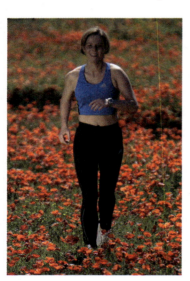

*Laufen Sie nach der 3-L-Methode: langsam, locker, lächelnd.*

chend abgeschnitten haben. Dann verschenken Sie keine wertvollen Trainingseffekte. Laufenderweise erreichen Sie spielend Pulswerte, die den Fetten richtig einheizen. Aber Vorsicht: Im Gegensatz zum Walking, wo man ruhig Gas geben darf, müssen Sie sich beim Laufen als Laufeinsteiger bremsen. Laufen Sie nach der 3-L-Methode. Langsam, locker, lächelnd. Und kontrollieren Sie genau den Puls. Denn schießt Ihr Puls in die Höhe und überschreitet den Grenzwert der anaeroben Schwelle, verbrennen Sie kein Fett mehr. Und der Körper wird von Laktat übersäuert. Dann sind Sie umsonst gelaufen. Denn Milchsäure macht die ganzen positiven Auswirkungen des Lauftrainings zunichte.

**Das Programm
für gestandene Läufer**
Laufen ist für Sie nicht nur ein guter Vorsatz oder ein frommer Wunsch? Sie haben den Sprung ins Läuferdasein bereits geschafft und nutzen diese Sauerstoffdusche schon regelmäßig, um Ihren Körper zu verwöhnen und den Resten Ihres »mittleren Ringes« oder Ihres »Hüftgoldes« einzuheizen? Eine halbe Stunde am Stück zu laufen ist für Sie kein Problem? Das Programm für gestandene Läufer ist das richtige für Sie. Manche Laufeinsteiger machen die Erfahrung, dass sich bei ihnen nach schnellen Anfangserfolgen die Gewichtsabnahme verlangsamt oder sogar stagniert. Wollen Sie weiterkommen, dann müssen Sie an Ihrer Lauftechnik arbeiten, Ihre Muskeln richtig arbeiten lassen und Ihren Belastungspuls optimieren. Das heißt locker federnd auf dem Vorfuß laufen, knapp unterhalb vom Grenzpuls.
Machen Sie das 10-Tage-Aktivprogramm für gestandene Läufer. Und der Zeiger Ihrer Waage macht

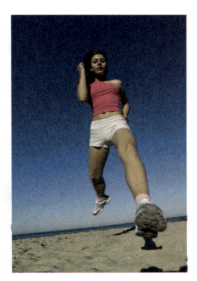

*Fortgeschrittene geben ein bißchen mehr Gas.*

einen Sprung nach links. Es ist so gestaltet, dass Sie in kurzer Zeit einen kräftigen Gewichtsverlust erzielen und gleichzeitig Ihre Leistungsfähigkeit gehörig nach oben schrauben.

### Der Körper braucht seine Hürden

Beansprucht man den Körper immer auf die gleiche Weise, hat sich der Körper irgendwann an die Belastung angepasst. Er sagt sich: »Kenn ich schon – kann ich schon – was soll ich also noch ändern?« Man kommt dann nicht mehr weiter. Es kommt zu einer Stagnation. Man spricht hier von einer »Leistungsbarriere«.

Ferner riskiert, wer häufig läuft und immer mit demselben Tempo und derselben Technik durch die Parks düst, Verletzungen und Überlastungen.

Das Aktivprogramm für gestandene Läufer zeichnet sich durch abwechslungsreiche Laufvariationen aus. Das sorgt nicht nur dafür, dass Ihnen nicht langweilig wird, sondern auch, dass der Körper auf unterschiedliche Weise beansprucht wird. Ihr Körper wird immer wieder aufs Neue überrascht. Er muss reagieren. Mit erneuten Anpassungserscheinungen. Es geht plötzlich wieder voran. So können »Barrieren« überschritten werden.

*»Barrieren« überwinden und abheben.*
*Mit dem Aktivprogramm für gestandene Läufer.*

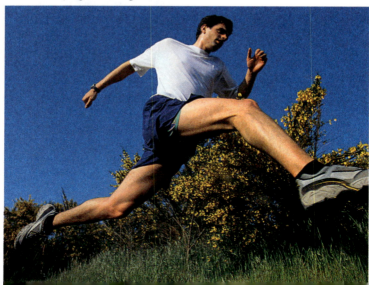

## Der erste Tag

 **Walker und Nordic-Walker**

> ▶ Werfen Sie Ihre Fettverbrennungsmaschine an. Morgens und nachmittags: 30 Minuten Walking bei Belastungspuls:
> (220 – Lebensalter) x 65 %
> ▶ Zusätzlich: Dehnen und Muskel-Workout

▶ Konzentrieren Sie sich zunächst auf die richtige Technik, wie sie auf Seite 88 für Walking und Seite 91 für Nordic-Walking beschrieben ist. Denn die gute Technik ist der Schlüssel zum Erfolg zur effektiven Fettverbrennung und schlanken Linie.

▶ Gewöhnen Sie Ihren Körper langsam an die Belastung. Starten Sie zunächst einmal mit der Hilfe der Pulsformel und walken Sie die ersten zwei Tage mit dem **Belastungspuls = (220 – Lebensalter) x 65 %**. So entwickeln Sie ein Gefühl für den Puls und die richtige Technik.

▶ Walken Sie am ersten Tag in der Früh und nachmittags jeweils eine halbe Stunde. Machen Sie Ihre Dehnrunden wie auf Seite 96 beschrieben. Und holen Sie erstmals Ihre Muskeln mit dem Minimax-Muskel-Workout (Seite 98 ff.) aus dem Tiefschlaf.

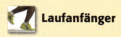 **Laufanfänger**

> ▶ Morgens: 3 x 8 Minuten Laufen nach Pulsformel: (220 – Lebensalter) x 70 % mit 2 x 3 Minuten Walkingpausen zwischen der Belastung.
> ▶ Nachmittags: Wechsel von 2 Minuten Laufen nach Pulsformel: (220 – Lebensalter) x 70 % mit 1 Minute Walking (10mal = 30 Minuten).
> ▶ Zusätzlich: Dehnen und Muskel-Workout.

▶ Laufen Sie am ersten Tag nach der Pulsformel: **(220 – Lebensalter) x 70 %**. Halten Sie morgens während der 8-Minuten-Intervalle, nachmittags während der 2-Minuten-Intervalle diesen errechneten Pulswert. Walken Sie zur Erholung zwischen den Intervallen. Der Puls wird dabei etwas abfallen. Machen Sie sich am ersten Tag mit Ihrem Pulsmesser vertraut. Konzentrieren Sie sich auf die richtige Atemtechnik und kontrollieren Sie Ihre Lauftechnik. Atmen Sie tief und rhythmisch über drei Schritte fließend aus und dann wieder über drei Schritte ein. Diese Atemtechnik sorgt für eine gute Versorgung des Körpers mit Sauerstoff und hilft Ihnen in Zukunft Ihren Puls zu kontrollieren.

▶ Bauen Sie gleich vom ersten Tag an kurze Sequenzen von einer Minute auf dem Vorfuß in Ihre tägliche Runde ein. Dadurch werden Ihre Wadenmuskeln gekräftigt. So schaffen Sie Schritt für Schritt den Weg zur gelenkschonenden Technik des Vorfußlaufen

▶ Machen Sie Ihre Dehnrunden wie auf Seite 96 beschrieben.

▶ Und holen Sie heute Ihre Muskeln mit dem Muskel-Workout aus dem Tiefschlaf.

###  Laufexperten

▶ Morgens: 30 Minuten Laufen beim optimalen Fettverbrennungspuls.
▶ Nachmittags: 30 Minuten locker laufen (ca. Grenzpuls – 15).
Mit 8 x 2-Minuten-Intervallen am Grenzpuls.
▶ Zusätzlich: Dehnen und Muskel-Workout.

▶ Sie besitzen schon Erfahrung und Körpergefühl. Stellen Sie von Anfang an ihren Puls über die Atmung ein. Denn nur so finden Sie Ihren individuellen Fettverbrennungspuls. Und der Puls ist das Entscheidende für den Erfolg. Die Fettverbrennung läuft nur innerhalb eines schmalen Pulsbandes optimal ab.

▶ Laufen Sie die ersten fünf Minuten mit dem 3-3-er Atemrhythmus (drei Schritte ein-, drei ausatmen) und steigern Sie dabei ganz langsam das Tempo. Sie können auf Ihrer Pulsuhr beobachten, wie mit dem Tempo der Puls langsam in die Höhe klettert. Steigern Sie Ihr Tempo so weit, dass Sie den Atemrhythmus gerade noch gut halten können, dass Sie gerade nicht aus der Puste kommen, gerade nicht kurzatmiger werden. Und sich dabei noch pudelwohl fühlen.

▶ Haben Sie Ihr Tempo gefunden, dann werfen Sie einen Blick auf Ihre Pulsuhr. Das ist der optimale Puls für die 30 Minuten am Vormittag.

▶ Bei den 2-Minuten-Intervallen am Nachmittag können Sie Ihren Puls mit der 3-2er Atmung (3 Schritte aus-, 2 Schritte einatmen) kontrollieren. Mit dieser Atemtechnik kommen Sie bis an Ihren Grenzpuls heran. Laufen Sie am Nachmittag zwischen den 2-Minuten-Intervallen ganz locker bei einem Puls von ca. 15 Schlägen unter dem Grenzpuls.

▶ Bauen Sie vom ersten Tag an kurze Sequenzen von einer Minute auf dem Vorfuß in Ihre tägliche Runde ein. Das kräftigt Ihre Wadenmuskeln. Damit Sie später mit der gelenkschonenden Vorfußtechnik laufen können.

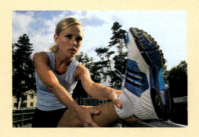

▶ Machen Sie Ihre Dehnrunden wie auf Seite 96 beschrieben.
▶ Auch Sie sollten Ihr Muskel-Workout (Seite 98 ff.) nicht vergessen.

über drei Schritte aus und über zwei Schritte ein. Achten Sie auf eine tiefe, fließende Atmung. Atmen Sie nicht nur in den Brustkorb, sondern auch in den Bauch. Das überflutet Ihre 70 Billionen Körperzellen mit dem Lebenselixier Sauerstoff. Ferner können Sie über diesen Atemrhythmus Ihren Puls kontrollieren. Er wirkt wie ein Drehzahlbegrenzer. Der Puls schnellt nicht hoch.
▶ Vergessen Sie das Dehnen nicht.
▶ Verwöhnen Sie Ihre Muskeln mit dem Minimax-Muskel-Workout von Seite 98 ff..

## Der zweite Tag

 **Walker und Nordic-Walker**

▶ Morgens und nachmittags: 30 Minuten Walking bei Belastungspuls: (220 – Lebensalter) x 65 %.
▶ Zusätzlich: Dehnen und Muskel-Workout.

▶ Eine tiefe rhythmische Atmung sorgt dafür, dass der Körper gut mit Sauerstoff versorgt wird. Konzentrieren Sie sich deshalb am zweiten Walkingtag auf Ihre Atmung. Wenn Sie ohne Stöcke walken, dann atmen Sie über drei Schritte verteilt aus und über drei Schritte wieder ein.
▶ Wenn Sie Nordic-Walking mit Stöcken machen, dann atmen Sie

 **Laufanfänger**

▶ Morgens: 3 x 8 Minuten laufen beim optimalen Fettverbrennungspuls mit 2 x 3 Minuten Walkingpausen zwischen der Belastung.
▶ Nachmittags: Wechsel von 2 Minuten Laufen beim optimalen Fettverbrennungspuls mit 1 Minute zügigem Walking (10mal = 30 Minuten).
▶ Zusätzlich: Dehnen und Muskel-Workout.

Faustformeln für den Puls beim Laufen sind nur als grober Anhaltspunkt geeignet. Diese treffen nicht für jeden zu. Besser ist es, wenn Sie auf Ihren Körper hören.

Sich in ihn hineinfühlen. Und den Puls über die Atmung einstellen. Denn nur so finden Sie Ihren individuellen Fettverbrennungspuls. Und der Puls ist das Entscheidende für den Erfolg. Denn die Fettverbrennung läuft nur innerhalb eines schmalen Pulsbandes optimal ab.

▶ Laufen Sie die ersten fünf Minuten mit dem 3-3-er Atemrhythmus und steigern Sie dabei ganz langsam das Tempo. Sie können auf Ihrer Pulsuhr beobachten, wie mit dem Tempo der Puls langsam in die Höhe klettert. Steigern Sie Ihr Tempo so weit, dass Sie den Atemrhythmus gerade noch gut halten können, dass Sie gerade nicht aus der Puste kommen, gerade nicht kurzatmiger werden. Und sich dabei auch noch pudelwohl fühlen.

▶ Haben Sie Ihr Tempo gefunden, dann werfen Sie einen Blick auf Ihre Pulsuhr. Das ist der optimale Puls für den heutigen Tag. Sowohl für die 8-Minuten-Intervalle am Vormittag als auch für die 2-Minuten-Intervalle am Nachmittag.

▶ Alternativ können Sie Ihren optimalen Fettverbrennungspuls knapp unter dem Grenzpuls anhand der Formel auf Seite 77 berechnen.

 **Laufexperten**

▶ Morgens: 2 x 20 Minuten Laufen beim optimalen Fettverbrennungspuls mit 3 Minuten Walkingpause.
▶ Nachmittags: 30 Minuten Laufen beim optimalen Fettverbrennungspuls.
▶ Zusätzlich: Dehnen und Muskel-Workout.

▶ Haben Sie Ihren optimalen Puls gefunden, wie für den ersten Tag beschrieben? Dieser kann von Tag zu Tag etwas schwanken. Wichtig ist, dass Sie sich auch nach dem Laufen noch pudelwohl fühlen und das Gefühl haben, Sie könnten Bäume ausreißen.

▶ Versacken Sie nach dem Laufen auf dem Sofa und fühlen sich ausgelaugt? Dann haben Sie es zu gut gemeint. Schalten Sie das nächste Mal einen Gang zurück und laufen Sie fünf Schläge weniger.

▶ Achten Sie auf eine aufrechte Haltung und eine tiefe rhythmische Atmung. Dann werden Ihre 70 Billionen Zellen optimal mit Sauerstoff versorgt.

▶ Dehnen und Muskel-Workout.

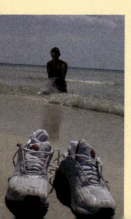

## Der dritte Tag

 **Walker und Nordic-Walker**

> ▶ Morgens: 30 Minuten Walking beim optimalen Fettverbrennungspuls.
> ▶ Minimax-Muskel-Workout.

Die Fettverbrennung läuft nur innerhalb eines schmalen Pulsbandes optimal ab. Ermitteln Sie Ihren persönlichen optimalen Fettverbrennungspuls über die Atmung.
▶ Walken Sie zunächst fünf Minuten locker in dem vorher beschriebenen Atemrhythmus. Steigern Sie dann in den nächsten fünf Minuten langsam Ihr Tempo. So weit, dass Sie den Atemrhythmus gerade noch gut halten können, dass Sie gerade nicht aus der Puste kommen, gerade nicht kurzatmiger werden. Haben Sie Ihr Tempo gefunden, dann werfen Sie einen Blick auf Ihre Pulsuhr. Das ist der Walkingpuls für den heutigen Tag. Dieser Wert liegt meistens höher als der mit der Formel ermittelte Puls.
Übrigens: Um den optimalen Fettverbrennungspuls ohne Stöcke zu erreichen, müssen manche schon einen ordentlichen Zahn zulegen.
▶ Alternativ können Sie Ihren optimalen Fettverbrennungspuls knapp unter dem Grenzpuls anhand der Formel auf Seite 77 berechnen.
▶ Ans Dehnen denken Sie sicherlich. Auch das Muskel-Workout macht Ihnen mittlerweile Spaß – oder?
▶ Den Nachmittag können Sie nutzen, um Ihren (eventuellen) Muskelkater zu streicheln. Eine heiße Badewanne, Sauna oder eine sanfte Massage beschleunigen die Erholung.
▶ Wer gar nicht genug bekommen kann, darf am Nachmittag schwimmen gehen. Auch lockeres Schwimmen führt zu einer beschleunigten Regeneration der wahrscheinlich ein wenig aufmuckenden Beine.

 **Laufanfänger**

> ▶ Morgens: 2 x 13 Minuten laufen bei Grenzpuls – 10 Schläge, mit 5 Minuten Walkingpause zwischen der Belastung.
> ▶ Zusätzlich: Dehnen und Muskel-Workout.

 **Laufexperten**

> ▶ Morgens: 30 Minuten laufen bei Grenzpuls – 10 Schläge.
> ▶ Zusätzlich: Dehnen und Muskel-Workout.

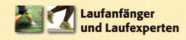 **Laufanfänger und Laufexperten**

Ein leichter Muskelkater oder ein leichtes Ziehen hier und dort sind am dritten Tag ganz normal (siehe auch Seite 85). Es ist ein Zeichen, dass Ihr Körper mit einer ungewohnten Belastung überrascht worden ist. Er ist erschrocken und reagiert. Mit Anpassungs- und Aufbauprozessen. Damit er das nächste Mal für so eine Beanspruchung besser gewappnet ist.
Er baut hier Muskulatur auf, verstärkt dort Sehnen und Knorpel. Und das Ganze geschieht nach der Belastung. Ihr Körper wird dann aktiv, wenn Sie Ihre Laufschuhe ausgezogen haben und faul auf dem Sofa liegen.
Deshalb ist es wichtig, dem Körper ausreichend Zeit zur Regeneration zu geben.

▶ Gönnen Sie Ihren Muskeln am Nachmittag eine Pause. Eine heiße Badewanne, Sauna oder eine sanfte Massage beschleunigen die Erholung.
Genießen Sie auch ganz bewußt diese Erholungszeit.
▶ Am Nachmittag können Sie, wenn Sie noch nicht genug haben, schwimmen gehen. Lockeres Schwimmen führt zu einer beschleunigten Regeneration der Muskulatur.

## Der vierte Tag

 **Walker und Nordic-Walker**

▶ Morgens: 30 Minuten Walking beim optimalen Fettverbrennungspuls.
▶ Nachmittags: 30 Minuten Walking bei Belastungspuls: (220 – Lebensalter) x 65% mit 5 x 2-Minuten-Intervallen am Grenzpuls.
▶ Zusätzlich: Dehnen und Muskel-Workout.

Eine dynamische Walkingtechnik ist die Voraussetzung für den Erfolg. Nur mit einer dynamischen Technik zünden Sie das Feuer der Fettverbrennung in Ihren Muskelzellen. Mit kurzen Intervallen können Sie Ihre Walkingtechnik verbessern, die Muskulatur stählen und den Fettstoffwechsel in die Höhe treiben.
Und so geht's: Bauen Sie in Ihre Nachmittagsrunde bei lockerem Tempo (Puls = [220 – Lebensalter] x 65 %) fünf intensivere Intervalle à 2 Minuten ein. Steigern Sie das Tempo beim Walking durch eine höhere Schrittfrequenz. Und beim Nordic-Walking über längere Schritte und einen kräftigen Armeinsatz. Geben Sie ruhig Gas. Ihren Puls kontrollieren Sie über den Atemrhythmus. Solange Sie nicht kurzatmiger werden, bewegen Sie

sich noch im grünen Bereich. Geht Ihnen die Puste aus: Einen Gang zurückschalten.
▶ Gestalten Sie die Pausen zwischen den Intervallen in jedem Fall so lange, dass vor dem nächsten Tempostart Ihr Ausgangspuls ([220 – Lebensalter] x 65 %) wieder erreicht ist.
▶ Selbstverständlich Dehnen und Minimax-Muskel-Workout.

### Laufanfänger

▶ Morgens: 3 x 9 Minuten laufen beim optimalen Fettverbrennungspuls mit 2 Minuten Walkingpause zwischen der Belastung.
▶ Nachmittags: 30 Minuten lockeres Tempo traben (ca. Grenzpuls – 15 Schläge) mit 6 x 2 Minuten Intervallen am Grenzpuls.
▶ Zusätzlich: Dehnen und Muskel-Workout.

### Laufexperten

▶ Morgens: 2 x 20 Minuten laufen beim optimalen Fettverbrennungspuls mit 3 Minuten Walkingpause.
▶ Nachmittags: 35 Minuten locker laufen (ca. Grenzpuls – 15 Schläge). 5 x 4-Minuten-Intervalle am Grenzpuls.
▶ Zusätzlich: Dehnen und Muskel-Workout.

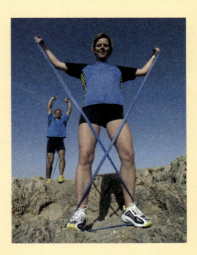

### Laufanfänger und Laufexperten

▶ Feilen Sie an Ihrer Lauftechnik. Laufen Sie immer wieder lockerfedernd auf dem Vorfuß. Dehnen Sie die kurzen Sequenzen auf dem Vorfuß öfters mal auf 2 Minuten aus. Auf diese Weise kräftigen und stählen Sie Ihre Wade und schaffen die Voraussetzung für einen dynamischen Laufstil.
▶ Versuchen Sie den Unterschied zum Fersenlauf zu spüren. Wie die Muskulatur arbeitet. Die Stoßbelastung. Aber nicht übertreiben. Sonst tritt Ihre Wade am nächsten Tag einen Generalstreik an.
▶ Achten Sie bei den Intervallläufen am Nachmittag darauf, dass Ihr Puls in jedem Fall auf dem

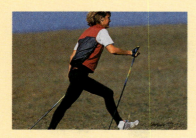

## Der fünfte Tag

 **Walker und Nordic-Walker**

> ▶ Morgens: 45 Minuten Walking beim optimalen Fettverbrennungspuls.
> ▶ Nachmittags: 30 Minuten Walking bei Belastungspuls: 220 – Lebensalter x 65 %.
> ▶ Zusätzlich: Dehnen und Muskel-Workout.

Wert Grenzpuls – 15 Schläge unten ist, bevor Sie das nächste Intervall starten.
Traben Sie deshalb zwischen den Intervallen locker und langsam. Bis der Puls unten ist, dauert in der Regel mindestens eine Minute.
▶ Ihren Grenzpuls erreichen Sie während der Intervalle mit einer 3-2er Atmung, das heißt 3 Schritte ausatmen, 2 Schritte einatmen.

### Gut zu wissen!

Kräftigungsübungen helfen Ihnen, den Wadenmuskel schneller aufzubauen. Machen Sie folgende Übung: Stellen sie sich mit den Fußballen auf eine Treppenstufe, wobei Ihr Blick treppaufwärts gerichtet ist und die Fersen überhängen. Drücken Sie sich 10- bis 20mal langsam hoch auf die Zehenspitzen und senken Sie dann die Fersen langsam wieder ab. Profis können das Ganze einbeinig probieren. Wiederholen Sie die Übung insgesamt dreimal.

Was ist schon eine Viertelstunde? Wie schnell ist diese vergangen, wenn Sie mit Freunden plaudern oder abends fernsehen? Eine Viertelstunde kann auch sehr viel sein – heute, beim Walking.
▶ Heute dehnen Sie nämlich Ihre Runde aus. Heute walken Sie nur 15 Minuten länger. Dann steigern Sie die Effektivität Ihres Aktivprogrammes um 56 Prozent. 56 Prozent! Nicht wie Adam Riese ausgerechnet hätte: 50 % Prozent. Der Körper hat seine eigenen Regeln. Wenn Sie länger unterwegs sind als die halbe Stunde, ist das besonders wertvoll für die Fettverbrennung. Der Muskel bedient sich dann vermehrt aus den Fettspeichern und lässt den Zucker links liegen.
▶ Vielleicht haben Sie ja Lust und hängen nachmittags auch noch die »besondersvielfettschmelzende« Viertelstunde dran.

- Vergessen Sie nicht Ihr Dehnprogramm und kümmern Sie sich aktiv mit dem Workout um Ihre Muskeln.

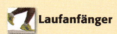

### Laufanfänger

- Morgens: 2 x 15 Minuten laufen beim optimalen Fettverbrennungspuls mit 5 Minuten Walkingpause.
- Nachmittags: 30 Minuten lockeres Tempo traben (ca. Grenzpuls – 15 Schläge) mit 3 x 5 Minuten Intervallen am Grenzpuls.
- Zusätzlich: Dehnen und Muskel-Workout.

### Laufexperten

- Morgens: 30 Minuten laufen beim optimalen Fettverbrennungspuls.
- Nachmittags: 40 Minuten laufen beim Grenzpuls – 10 Schlägen. 5 x 7-Sekunden-Sprints einbauen.
- Zusätzlich: Muskel-Workout.

### Laufanfänger und Laufexperten

Ihre Muskeln haben schon einiges für Sie geleistet. Sie haben geackert für Sie. Für mehr Leistungsfähigkeit und eine schlanke Linie. Bedanken Sie sich bei ihnen mit Dehnübungen. Denn ein Muskel, der arbeitet, will auch gepflegt werden.

- Regelmäßige Dehnübungen halten den Muskel lang, locker und geschmeidig. Dehnen verkürzt die Regeneration und beugt Verletzungen vor. Dehnen ist wichtig vor und nach dem Laufen. Das Dehnen nach dem Laufen sollten Sie niemals auslassen.
- Für die Laufexperten sind am Nachmittag kurze Sprints angesagt. Diese setzen in Ihren Muskeln neue Kräfte frei. Steigern Sie kurzzeitig das Tempo, bis zum Sprint. Aber insgesamt maximal 7 Sekunden. Dann wird der Muskel nicht sauer. Bevor Sie zum nächsten Sprint ansetzen, sollte der Puls wieder auf Grenzpuls – 10 Schläge unten sein.
- Beginnen Sie mit den Sprints erst, wenn Sie gut erwärmt sind. So beugen Sie Verletzungen vor.

## Der sechste Tag

### Walker und Nordic-Walker

- Morgens: 30 Minuten Walking bei Belastungspuls:
(220 – Lebensalter) x 65%.
- Zusätzlich: Dehnen und Muskel-Workout.

Wohlfühltag für die Muskeln.
Es gibt zwar in diesen zehn Tagen Vital-Fatburning keinen bewegungsfreien Tag. Macht man ein umfangreiches Aktivprogramm, braucht der Körper aber zwischendurch etwas Zeit zur Erholung. Und die sollten Sie ihm gönnen. Denn die Anpassungsvorgänge passieren in der Pause, nicht während der Belastung. In der Pause baut Ihr Körper Muskulatur auf, produziert fettverbrennende Enzyme und stärkt das Immunsystem.

Deshalb ist an jedem dritten Tag des Programmes ein erholsamer Tag mit reduzierter Belastung eingebaut.

▶ Walken Sie heute also locker mit geringem Belastungspuls. Lockere Bewegung fördert über eine bessere Durchblutung der Muskulatur die Regeneration.

▶ Dehnen Sie und machen Sie Ihr Muskel-Workout.

▶ Für den Ich-kann-aber-nicht-genug-kriegen ist eine kleine Schwimmrunde am Nachmittag natürlich erlaubt.

 **Laufanfänger**

▶ Morgens: 2 x 15 Minuten laufen beim Grenzpuls – 10 Schläge mit 5 Minuten Walkingpause.
▶ Zusätzlich: Dehnen und Muskel-Workout.

 **Laufexperten**

▶ Morgens: 30 Minuten laufen bei Grenzpuls – 10 Schläge.
▶ Zusätzlich: Dehnen und Muskel-Workout.

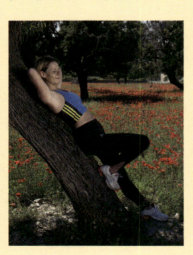

 **Laufanfänger und Laufexperten**

Wohlfühltag für die Muskeln.
Es gibt zwar in diesen zehn Tagen Vital-Fatburning keinen bewegungsfreien Tag. Macht man ein umfangreiches Aktivprogramm, braucht der Körper aber zwischendurch etwas Zeit zur Erholung,

die Sie ihm gönnen sollten. Die Anpassungsvorgänge passieren in der Pause, nicht während der Belastung. In der Pause baut Ihr Körper Muskulatur auf, produziert fettverbrennende Enzyme und stärkt das Immunsystem.
▶ Deshalb ist an jedem 3. Tag des Programmes ein Erholungstag mit reduzierter Belastung eingebaut.
▶ Wer will, kann nachmittags eine Schwimmrunde einlegen.

## Der siebte Tag

 **Walker und Nordic-Walker**

> ▶ Morgens: 45 Minuten Walking beim optimalen Fettverbrennungspuls.
> ▶ Nachmittags: ½ Stunde Walking bei Belastungspuls:
> (220 – Lebensalter) x 65 % mit 6 x 2-Minuten-Intervallen am Grenzpuls.
> ▶ Zusätzlich: Dehnen und Muskel-Workout.

Die richtige Technik entscheidet. Deshalb sollten Sie immer wieder Ihre Technik überprüfen und Technikübungen in Ihre Walkingrunde einbauen. Denn nur mit der richtigen Technik erreichen Sie den optimalen Fettverbrennungspuls und setzen Ihre Muskeln richtig für eine schlanke Linie ein. Hier ein paar Technik-Häppchen für zwischendurch:

▶ **Technik-Häppchen für Walker:**
Machen Sie ganz kurze Schritte. So kurz, dass der vordere Fuß mit der Ferse fast auf der Höhe der Zehenspitzen des anderen Fußes aufsetzt. Machen sie trotz der kurzen Tippelschritte eine saubere Abrollbewegung von der Ferse zu den Zehen. Erhöhen Sie dann über 30 Sekunden die Schrittfrequenz. So schnell es geht. Den Fuß dabei immer schön durchrollen und kräftig vom Ballen abdrücken. Denken Sie auch an einen kräftigen Armeinsatz.
▶ Bauen Sie diese Übung immer wieder in Ihre tägliche Runde ein. So verbessern Sie spielend Ihren Walkingstil.

▶ **Technik-Häppchen für Nordic-Walker:**
Versuchen Sie den Abdruck über die Arme zu verstärken. Achten Sie dabei auf eine leichte Vorneigung des Oberkörpers. Der ganze Arm schwingt im Schultergelenk nach vorne. Arbeiten Sie nicht nur aus den Ellenbogen. Die Hand drückt kräftig bis hinter die Hüfte. So sorgen die Arme für den ganzen Vortrieb. Die Beine sind zu-

nächst passiv oder halten sogar leicht gegen die Armarbeit dagegen. Walken Sie 30 Sekunden mit kräftigem Armabdruck und spüren Sie Ihre Arm- und Schultergürtelmuskulatur, spüren Sie, wie sie arbeitet.

▶ Dann steigern Sie noch über 20 weitere Sekunden das Tempo, indem die Beine aktiv werden und lange, weite Schritte machen. Die Arme sorgen weiterhin kräftig für Vortrieb.

▶ Bauen Sie diese Übung immer wieder in Ihre tägliche Runde ein. So verbessern Sie spielend Ihren Nordic-Walking-Stil.

 **Laufanfänger**

▶ Morgens: 1 x 20 Minuten, 1 x 10 Minuten laufen beim optimalen Fettverbrennungspuls mit 5 Minuten Walkingpause.
▶ Nachmittags: 30 Minuten lockeres Tempo traben (ca. Grenzpuls – 15 Schläge) mit 8 x 2-Minuten-Intervallen am Grenzpuls.
▶ Zusätzlich: Dehnen und Muskel-Workout.

 **Laufexperten**

▶ Morgens: 40 Minuten laufen beim optimalen Fettverbrennungspuls.
▶ Nachmittags: 35 Minuten locker laufen (ca. Grenzpuls – 15 Schläge). 5 x 4-Minuten-Intervalle am Grenzpuls.
▶ Zusätzlich: Dehnen und Muskel-Workout.

 **Laufanfänger und Laufexperten**

Sie finden zunehmend Gefallen an den täglichen Jogginrunden mit Ihren Laufpartnern? Diese spielen eine wichtige Rolle in Ihrem Leben. Es lohnt sich, eine sorgfältige Partnerwahl zu treffen. Nach den ersten Tagen haben Sie festgestellt, ob Ihre Partner zu Ihnen, oder besser: zu Ihren Füßen, passen. Drücken die Schuhe oder haben Sie sonstige Beschwerden, sollten Sie ein Fachgeschäft aufsuchen und Ausschau nach neuen Laufpartnern halten. Gehen Sie in ein Lauf-Fachgeschäft. Nur dort finden Sie eine große Auswahl, eine gute Beratung und den optimalen

Schuh. Im Gegensatz zu anderen Partnerschaften nehmen es Ihnen Schuhe auch nicht übel, wenn Sie zwei Paare gleichzeitig laufen – und zwar im Wechsel. Einerseits hat das dämpfende Material der Schuhe mehr Zeit, sich zu erholen. Andererseits bedingt jeder Schuh ein bestimmtes Abrollverhalten und damit eine spezifische Belastung des Bewegungsapparates. Durch den Einsatz verschiedener Schuhe wird der Bewegungsapparat auf unterschiedliche Weise belastet. Es kommt seltener zu Überbelastungen. Übrigens: Für Blasen gibt es Blasenpflaster in der Apotheke. Und die drücken anfangs leider nicht selten.

## Der achte Tag

### Walker und Nordic-Walker

> ▶ Morgens: 45 Minuten Walking beim optimalen Fettverbrennungspuls.
> ▶ Nachmittags: 30 Minuten Walking beim optimalen Fettverbrennungspuls.
> ▶ Zusätzlich: Dehnen und Muskel-Workout.

Sie werden feststellen, dass Ihnen die tägliche Walkingrunde zunehmend leichter fällt. Der innere Schweinehund hört langsam auf zu kläffen. Ihr Körper hat schon eine gute Portion Leistungsfähigkeit getankt. Es geht aufwärts. Machen Sie weiter so, Sie haben Ihre Muskeln zum Leben erweckt.

### Laufanfänger

> ▶ Morgens: 30 Minuten laufen beim optimalen Fettverbrennungspuls.
> ▶ Nachmittags: 2 x 15 Minuten laufen beim optimalen Fettverbrennungspuls mit 2 Minuten Walkingpause.
> ▶ Zusätzlich: Dehnen und Muskel-Workout.

### Laufexperten

> ▶ Morgens: 40 Minuten laufen beim optimalen Fettverbrennungspuls.
> ▶ Nachmittags: 45 Minuten laufen bei Grenzpuls – 10 Schläge.
> 5 x 7-Sekunden-Sprints.
> ▶ Zusätzlich: Dehnen und Muskel-Workout.

### Laufanfänger und Laufexperten

Ihr Körper hat sich schon an die Beanspruchung angepasst. Hat vieles verändert. Sie haben Muskulatur gewonnen, Enzyme für die Fettverbrennung, Mitochondrien, die Kraftwerke der Zellen. Ihr

Körper ist gerade dabei aufzurüsten. Vom 2- zum 12-Zylinder, von der Ente zum Jaguar. Machen Sie weiter. Dann werden Sie bald mit 12 Zylindern locker und lächelnd an anderen vorbeischnurren.

## Der neunte Tag

 **Walker und Nordic-Walker**

▶ Morgens: 45 Minuten Walking beim optimalen Fettverbrennungspuls.
▶ Zusätzlich: Dehnen und Muskel-Workout.

Auch am neunten Tag steht die Erholung im Vordergrund. Deswegen gibt es nur eine Walkingeinheit am Morgen. Gehen sie auch diese lieber etwas lockerer an. Gönnen Sie Ihrem Körper am Nachmittag eine kleine Verschnaufpause und pflegen Sie Ihre Muskeln mit dem Dehn- und Muskelprogramm. Denken Sie daran: Manchmal ist weniger mehr.

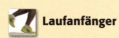 **Laufanfänger**

▶ Morgens: 30 Minuten laufen bei Grenzpuls – 10 Schläge.
▶ Zusätzlich: Dehnen und Muskel-Workout.

 **Laufexperten**

▶ Morgens: 30 Minuten laufen bei Grenzpuls – 10 Schläge.
▶ Zusätzlich: Dehnen und Muskel-Workout.

 **Laufanfänger und Laufexperten**

Kümmern Sie sich morgens programmgemäß um Ihre Muskeln. Sie dürfen nachmittags wieder verschnaufen und Ihren Körper ausruhen, bevor Sie in den letzten Tag des Vital-Fatburning-Programmes starten. Laufen Sie auch am Vormittag eher etwas gemütlicher.

## Der zehnte Tag

 **Walker und Nordic-Walker**

▶ Morgens: 45 Minuten Walking beim optimalen Fettverbrennungspuls.
▶ Nachmittags: ½ Stunde Walking bei Belastungspuls: (220 – Lebensalter) x 65 % mit 6 x 3-Minuten-Intervallen am Grenzpuls.
▶ Zusätzlich: Dehnen und Muskel-Workout.

Gratulation, Sie haben es geschafft. In 10 Tagen sind Sie vom Bewegungsmuffel zum Walker und Frischluftfanatiker mutiert. Sie haben am eigenen Leibe erfahren, dass Sie mit Bewegung nicht nur Pfunde verlieren, sondern gleichzeitig Leistungsfähigkeit, Vitalität und Lebensfreude gewinnen.

Sie haben die Basis für ein Leben voller Vitalität geschaffen – und damit die Voraussetzung für eine schlanke Linie. Sie haben Ihre Muskeln zum Leben erweckt und Ihren Fettstoffwechsel optimiert. Bleiben Sie am Ball und genießen Sie weiterhin einmal am Tag die kostenlose Sauerstoffdusche. Sie wissen: Walken oder Laufen ist die Diät, die ewig hält.

 **Laufanfänger**

- Morgens: 30 Minuten laufen beim optimalen Fettverbrennungspuls.
- Nachmittags: 30 Minuten laufen beim optimalen Fettverbrennungspuls.
- Zusätzlich: Dehnen und Muskel-Workout.

Glückwunsch. Sie haben es geschafft. In 10 Tagen haben Sie sich zum gestandenen Läufer gemausert. Eine halbe Stunde am Stück ist für Sie inzwischen eine Kleinigkeit. Auch der innere Schweinehund ist auf die Größe eines Pinschers zusammengeschrumpft. Weiter so. Gönnen Sie sich die kostenlose Sauerstoffdusche in Zukunft jeden Tag 30 Minuten. Irgendwann packt Sie das Lauffieber, und lässt Sie nicht mehr los. Keine Angst vor den Nebenwirkungen, sie heißen: schlanke Linie, Vitalität und gute Laune.

 **Laufexperten**

- Morgens: 45 Minuten laufen beim optimalen Fettverbrennungspuls.
- Nachmittags: 35 Minuten locker laufen (ca. Grenzpuls – 10 Schläge). 4 x 5-Minuten-Intervalle am Grenzpuls.
- Zusätzlich: Dehnen und Muskel-Workout.

Sie haben nicht nur ein paar weitere Pfunde abgeworfen, sondern in der Zeit Ihre Leistungsfähigkeit noch einmal deutlich gesteigert. Wahrscheinlich ist der Weg zum Marathon für Sie gar nicht mehr so weit, wie Sie denken. Laufen Sie weiter. Täglich 30 Minuten – und wenn Sie wollen: einfach mehr.

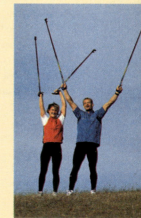

# Learning By Running
## VOM COUCHPOTATO ZUM JOGGER

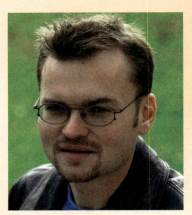

*Thilo Komma-Pöllath, 31,
Stellvertretender Sportchef von BUNTE*

**U**m es gleich vorwegzunehmen: Bei mir läuft es gerade so richtig gut. Vorbei die Zeiten des wundsitz-resistenten Couchpotatos, willkommen auf der Tartanbahn des joggenden Existenzialisten: Ich laufe, also bin ich.

Seit einem Jahr bin ich tatsächlich eines: fit. Wobei ich gleich dazu sagen muss: ich mache aus meiner Lauferei kein theoretisches Axiom aus Body-Mass-Index und Kilo-Joule. Ich laufe auch gar nicht mit den Beinen, sondern eher aus dem Bauch heraus. Und auch wenn der Lauf-Steg so heisst: mit Haut Couture hat mein maritimer Läuferlook nichts zu tun. Ich lese auch keine Lektüre, weil man dadurch bekanntlich keinen Lauf bekommt. Ich halte es mit dem altgedienten Praktikanten-Credo: Learning by Running.

Seit einem Jahr bin ich tatsächlich auch eines nicht mehr: fett. Ich habe abgenommen. Und zwar für meine Verhältnisse (mit 1,80 m nicht wirklich riesengroß) recht ordentlich. Von 85 Kilo, die eigentlich fast schon 90 waren, zu jetzt exakt 75,9. Seit ich laufe, gehe ich auch wieder auf die Waage. Ich trau' mich wieder. Wow! Mindestens zwei Dutzend Male am Tag streicht die eigene Hand über den nicht mehr vorhandenen Bauch. Keine Druckstelle mehr vom Hosenknopf in der Bauchnabelgegend. Ich fühle mich großartig, mindestens sensationell. Ich hab' mich endlich wieder lieb!

Vor ziemlich genau eineinhalb Jahren habe ich mit dem Joggen angefangen, habe bis heute gut neun Kilo verloren und die Frage bleibt: Wie macht das der Baumann nur seit zwanzig Jahren, ohne vom Fleisch zu fallen?

Meine ganz persönliche evolutionäre Tempoverschärfung, vom aufrechten Gehen zum leicht gebeugten Laufen, setzte sich am 11. Juni letzten Jahres sprichwörtlich in Gang: mein 30. Geburtstag. Zugegeben ein Klischee, wie es abgedroschener nicht sein könnte: Midlife-Crisis, Depri-Flash und Falten-Wahn. Vergessen Sie die Ausreden, alles ist wahr. Natürlich leugne ich selbst heute noch standhaft, wenn mich

Freunde auf meine generalüberholte Optik ansprechen: »*Du, bei mir hat sich mit dem Dreier vorne dran nichts verändert, Überhaupt nichts. Ich laufe ein bisschen und Müsli schmeckt einfach genial. Und, ach ja, Rotwein, ja, ... den mag ich eigentlich auch nicht mehr. Und Weißbier, naja, du weißt ja, das bläht immer so ...*«

Sie mögen denken: Was für ein Weichei! Sie haben vermutlich recht. Welcher Mann, dem seine Männlichkeit nicht per se peinlich ist, sagt schon von sich aus, dass er gerne Müsli isst (unbedingt die butterzarten Kölln-Flocken in der himmelblauen Verpackung, mit frischen Erdbeeren und Bienenhonig als Süßstoffersatz)? Schlimmer noch. Mit Beginn meiner »Rennkarriere« füllte ich meinen Energiespeicher mit den gesunden Körnern auf wie Bauern ihr Getreidesilo. Morgens, mittags und abends. Es musste Müsli sein. Immer nur Müsli. M-Ü-S-L-I! Ich liebe dieses Wort. Was wiederum insofern wahnwitzige Züge annehmen kann. Dann nämlich, wenn Sie sich mit Freunden beim Italiener verabreden und enttäuscht durchs Lokal brüllen: »Mein Gott, äh, Maestro, Sie werden doch Haferflocken im Haus haben!« (Nur zu Info: Hat er nicht).

Meine lukullisch-laufende Metamorphose war für mich höchste Zeit. Selbstaktiven Sport lehnte ich schon von Berufs wegen ab. Gerade deswegen war ich ja Sportreporter geworden. Meine (durch nichts bestätigte) Philosophie: Die Kompensation eigener Bewegung durch ein Mehr an fernsehsportlichem Sitzfleisch. Warum also noch selbst schwitzen, wenn man sich mit so exponierten Formen der Leibesertüchtigung wie Formel 1 und Schwergewichtsboxen beruflich beschäftigen darf? Kommt doch auch jede halbwegs seriöse Journalismus-Studie der letzten Jahre zu dem Ergebnis, dass *»vor allem Sportjournalisten schon immer die Unsportlichsten von allen Reportern sind. Was allein schon am systemimmanenten Bierbauch zu erkennen ist«*, behauptet zumindest ein weitgereister und mir gut bekannter Sportfotograf (51 Jahre alt, keine einzige Kalorie Fett zu viel am Körper), der offenbar ausreichend Feldforschung zum Thema betrieben hat. Die persönlichen Folgen meines jahrzehntelangen Sit-Ins auf der Wohnzimmercouch waren verheerend: Die in Mode gewordene Mobilisierung von jungen Menschen meines Alters in kurzen Hosen konnte ich die letzten Jahre nur noch mit sehr viel Zynismus und Zoigl (spezielle Biersorte aus Nordbayern) ertragen. Andererseits: Die Stufen zu meiner Schwabinger Altbauwohnung im dritten Obergeschoß hätte ich dann doch noch gerne ohne nasal-infarktes Röcheln und massiven Schwitzflecken unter den Achseln erklimmen wollen. Mein WG-Mitbewohner ließ sich zu der gar nicht zärtlichen Bemerkung hinreißen: »*Das klingt ja abartig, tu was Mann.*« Er hatte leicht reden: Regional-

liga-Volleyballer, oberbayerisches Mannsbild, V-Körper.
Ich tat also was. Im besagter Wohnung angrenzenden Park unternahm ich meine ersten Gehversuche. Wobei ich auf den Wortsinn beharre: G-e-h-versuche! Mehr Speed hatte ich nicht drauf. Wie auch? In dreißig Lebensjahren hatte sich nichts von dem angehäuft, was man gewöhnlich unter dem Wort »Kondition« subsumiert. Ich ging also erst mal los, stoppte nach wenigen Minuten mit fiesem Seitenstechen wieder und verlegte mich aufs Erste aufs Spaziergehen. Was insofern peinlich ist, weil man mit 30 einfach noch nicht spazieren geht (cruisen okay, auch mal schlendern, walken oder wandern. Aber spazieren? – geht gar nicht!), von älteren Damen jenseits der Wechseljahre jederzeit überholt wird (wegen der größeren Spazier-Routine), oder von Mit-Joggern grundsätzlich über den Haufen gerannt wird. Vor allem das. Zur Rushhour treten sich derart viele Runner auf die Turnschuhe, dass man sich nicht vorstellen kann, wer im Feierabendverkehr auf der Leopoldstraße noch im Stau stehen soll? Für mich gab es also nur ein Vorankommen: schneller fortkommen, J-O-G-G-E-N.
Mein Durchbruch im Dauerlauf ließ ein halbes Jahr auf sich warten. Es geschah da unten in Melbourne, Australien. Eigentlich war ich nur in den Ferien. Aber was heißt nur. Ich traf die Liebe meines Lebens und war mir selbst plötzlich ganz peinlich. Schließlich sah ich im Spiegel jeden Morgen auch, was für meine Angebetete nicht zu übersehen war: Doppelkinn, dicker Bauch, Übergewicht. Mein Ego war angestachelt von Eitelkeit, all meine Trägheit aus Luitpoldpark-Tagen vergessen. Ich zog für drei Wochen in ihr Apartment ein und statt eines Liebesreigens wurde ein Trainingscamp daraus. Und was für eines. Den Pazifik vor Augen, die Seele im liebestollen Gleichklang, der Wind umsäuselte meine dicklichen Waden, die Sonne liebkoste meinen Schmerbauch (bayerisch für »deutlicher Bauchansatz«) und ich powerte los: Kilometer über Kilometer, Minuten über Minuten, tagein, tagaus. Meine Traumfrau mit ebensolcher Figur (52 Kilo bei 1,71 Körpergröße) ging arbeiten, ich auch. Sie im sexy Business-Kostüm ins Büro, ich im verwaschenen T-Shirt auf die Strecke. An der Küste entlang von St. Kilda Beach bis Port of Melbourne und wieder zurück. Am Ende waren es am Tag rund 60 Minuten toujours am Stück. Erschöpfung? Fehlanzeige! Schmetterlinge im Bauch – und in den Beinen. Ganz nebenbei erwähnt: Entlang der Beach läuft es sich unbeschwerter, glücklicher. Running, total easy going.
Die Frau gibt es heute immer noch, wenn auch nicht mehr in Down Under. Die WG am beschaulichen Luitpoldpark ist längst eine fest installierte Liebeslaube, lediglich unterbrochen vom zwanghaften zweitäglichen Joggen. Fünf lange Runden um den Park sind inzwischen

meine Maßeinheit, nicht weniger als 12 Kilometer in 70 Minuten. Macht 48 Kilometer die Woche. Eine für übergewichtige Sportreporter schier unfassbare Lebens(lauf)leistung.

Und es kommt noch viel besser: Das Laufen geht eigentlich fast wie von selbst, als tagtägliche Selbstverständlichkeit zwischen Frühstück, Tagesschau und Kuscheln. Nicht, dass wir uns falsch verstehen: Auch ich muss meinen inneren Schweinenullbock überwinden. Nur habe ich festgestellt: Das Gefühl nichts getan zu haben, ist beim Laufen genauso elend, wie in der Schule vor der entscheidenden Abiturprüfung: Das schlechte Gewissen peinigt dich den ganzen Tag, an Schlaf ist nicht zu denken. Und allein der Umstand, sich der Muße hingegeben zu haben, lässt in einem Anfall schizoider Paranoia den hart erkämpften Luxusbody beim Blick in den Spiegel zu einer fettigen Schwulst wuchern, wie man sie sonst nur bei Monty Pyhton in Form eines Restaurantkritikers zu sehen bekommt, der sich im »Sinn des Lebens« zu Tode frisst, indem sein Körper einfach implodiert. Um es kurz zu machen: An seiner Trägheit, seiner Muße, seiner Faulheit leidet der passionierte Läufer so viel mehr als beim Laufen selbst.

Ich will aber nicht mehr leiden. Seitdem ich das weiß, läuft es. Der erste Stadtlauf über 10,5 Kilometer ist absolviert, der letzte soll es nicht gewesen sein. Der Halbmarathon ist jetzt mein Ziel, viel-

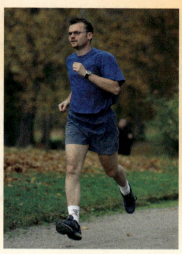

*Thilo Komma-Pöllath auf der Tartanbahn des joggenden Existenzialisten: Ich laufe, also bin ich.*

leicht ja schon im nächsten Jahr. Und dann muss es zügig weitergehen, denn auf halber Strecke bleibe ich nicht stehen, schon lange nicht mehr. Nicht in der Liebe und nicht beim Laufen. Überhaupt sind die Parallelen von schweißtreibender Offensichtlichkeit. Dann, wenn die salzige Schweißperlenflut am Körper hinabströmt, wenn man/frau sich trotz schwerster Belastung plötzlich ganz leicht fühlt, weil sich das Glücksgefühl der völligen Erschöpfung einstellt, in diesen kurzen, tranceartigen Sekunden danach ist das Laufen, dem Liebesakt gleich, eine herrlich prickelnde Angelegenheit. Verdammt sexy sogar. Wie meine Traumfrau mit ihren 52 Kilo.

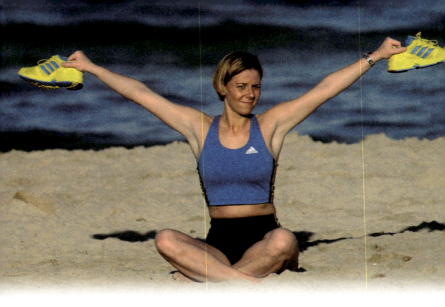

# Für immer schlank – 143 Tipps

Locken Sie die Schlankhormone, damit die Pfunde bleiben, wo sie sind – weg vom Körper. Und das ist gar nicht so schwer. Die folgenden 143 Tipps weisen Ihnen die süßen Schritte in ein neues schlankes Leben, verraten, wie Sie am besten Eiweiß-Power tanken, über die Fettnäpfchen des Lebens hüpfen, an ausreichend Vitalstoffe kommen, die richtigen Tankstellen anzapfen, das Stresshormon Cortisol austricksen, Ihr körpereigenes Testosteron und Wachstumshormon vermehren.

### Insulin
### Süße Schritte in ein neues, schlankes Leben

Insulin macht dick. Es stopft das Fett in die Fettzellen und sperrt es dort ein. Solange Sie von morgens bis abends das Hormon locken, können Sie gar nicht abnehmen. Das Schlankhormon Glukagon hat keine Chance. Und irgendwann reagiert Ihr Körper mit Insulinresistenz – der Vorstufe zu Diabetes.

**1. Messen Sie:** Machen Sie bei Ihrem Hausarzt einen Glukosetoleranz-Test (OGGT). Sie trinken auf nüchternen Magen eine Zuckerlösung. Der Arzt misst Ihren Blutzuckerspiegel und nach zwei Stunden noch einmal. Liegt er dann unter 140 mg/dl, ist alles okay. Darüber können Sie bereits unter einer Insulinresistenz leiden.

**2. Kalorien verbannen:** Vergessen Sie alles, was Sie über Kalorien gehört haben. Die müssen Sie künftig nicht mehr beachten. Ihre neue Maßeinheit ist der Zuckerfaktor GI, der Glykämische Index. Er besagt, wie stark ein Lebensmittel das Dickhormon Insulin lockt.

**3. Zuckerfaktor niedrig:** Verbannen Sie erst einmal alles mit GI höher als 70 aus dem Haus. Dann füllen Sie Ihre Küche auf mit Lebensmitteln, die einen niedrigen GI haben (unter 55). Und essen Sie die Lebensmittel mit mittlerem GI (55–70) am besten kombiniert mit niedrigem GI.

**4. Schlanke Kombis:** Wenn Sie doch ein Lebensmittel mit einem hohen GI essen, dann kombinieren Sie es immer mit einem niedrigen GI. Beispiel: Essen Sie ein Scheibchen Baguette zur großen Schüssel Salat. Kombinieren Sie das Stück Schokolade mit einem Apfel. Zur Kartoffel passen Tomaten. Zum Reis Gemüse. So drücken Sie den GI runter. Der Blutzucker steigt nicht so stark an, das Insulin wird ausgetrickst.

**5. Obst und Gemüse satt:** Starten Sie den Tag mit Obst (GI niedrig) und einem Eiweißshake (mehr dazu ab Seite 101): Und snacken Sie tagsüber immer mal wieder Obst und Gemüse. Fünf Portionen am Tag halten den Heißhunger auf Süßes unten. Essen Sie zu jeder Mahlzeit Obst oder Gemüse (mit einem niedrigen GI). Sie liefern Stoffe, die den Blutzuckerspiegel in seine Schranken weisen.

**6. Trinken Sie:** Mindestens drei Liter pro Tag – Mineralwasser, Tees, Gemüsesäfte. Und Ihre Zellen reagieren wieder besser auf Insulin. So macht Trinken Sie schlank.

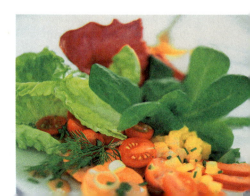

**7. Schokolust?** Wenn Schokolade, dann nur ein Stückchen. Oder zwei, rät meine Frau. Bitterschokolade hat einen niedrigen GI und lockt wenig Insulin.

**8. Süßen Sie mit** Honig, Fruchtzucker oder kleingeschnittenen Trockenfrüchten. Meiden Sie Traubenzucker (außer wenn Sie in einen gefährlichen Unterzucker kommen). Und behandeln Sie Zucker wie ein Gewürz, das man mit Gold aufwiegt.

**9. Treiben Sie Sport:** Täglich eine halbe Stunde walken oder joggen senkt den Insulinspiegel und lässt eine Insulinresistenz (Zellen reagieren nicht mehr so gut auf Insulin) wieder verschwinden.

**10. Achten Sie auf ausreichend Ballaststoffe:** Vollkornprodukte, Obst und Gemüse halten den Blutzuckerspiegel konstant. Und helfen mit Pflanzenstoffen die Zellen wieder empfänglicher für Insulin zu machen. Dann muss die Bauchspeicheldrüse weniger produzieren. Der Blutzuckerspiegel normalisiert sich.

**11. Chrom gegen Insulinresistenz:** Lassen Sie sich beim Arzt Ihren Chromspiegel messen. Und füllen Sie leere Chromtanks auf. Holen Sie sich ein gutes Präparat in der Apotheke. Sie brauchen täglich 150 bis 250 Mikrogramm Chrom.

**12. Vitamine von der Frostfee:** Greifen Sie bei Obst und Gemüse ruhig auch in die Tiefkühltruhe. Sie konserviert Vitamine. Das spart Zeit und verhilft Ihnen ohne viel Aufwand zur täglich notwendigen Ration an Obst und Gemüse.

**13. Welches Brot?** Das glauben Sie nicht: Aber manches Brot ist schlimmer als Zucker. Weißbrot, Knäckebrot und Mischbrot haben einen hohen GI. Wählen Sie Vollkorn. Brot aus Vollkornschrot oder Kleiebrot hat einen niedrigeren

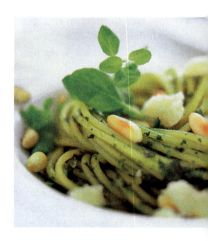

GI (50) als Brot aus Vollkornmehl (69). Auch geeignet: Pumpernickel, Roggensauerteig-Brot, Vollkornkräcker oder Vollkorntoast.

**14. Nix basta mit Pasta:** Die größte Überraschung steckt in der Nudel. Die meisten Teigwaren haben einen GI zwischen 30 und 50. Für Pastafreunde ein Jubelgrund. Sportler wissen das schon lange. Sie machen keine Brotparty, sondern eine Pastaparty.

**15. Der Weg aus der Süßsucht:** Gewöhnen Sie sich den süßen Geschmack ab. Erst ist es hart, dann wird es süß. Weil 70 Billionen Körperzellen danke sagen. Sie brauchen nur zwei bis vier Wochen. Trinken Sie nur Ungesüßtes. Und lassen Sie alles mit hohem GI weg. Meiden Sie Süßstoff.

**16. Süßes Frühstück – nein danke!** Starten Sie den Tag nicht mit einem Lebensmittel mit hohem GI. Die nächste Mahlzeit fällt dann nämlich kalorisch üppiger aus. Studien zeigen: Wer morgens schon sein Insulin lockt, isst mittags um so mehr. Und das zieht sich durch den ganzen Tag. Versuchen Sie, die Lebensmittel mit einem hohen GI auf den späteren Tag zu schieben. Am Nachmittag macht das Stück Schokolade nicht so viel aus.

**17. Fatale Kombis:** Essen Sie Lebensmittel mit mittlerem und hohem GI nicht mit Fettnäpfchen (Tabelle Seite 154 f.), denn das schlägt sich doppelt auf den Hüften nieder.

**18. Tankstelle ohne Zucker:** Lassen Sie die Lippen von gezuckerten Getränken: Limonaden, Fruchtnektar, Cola-Getränke. Gewöhnen Sie sich den Zucker in Kaffee und Tee, so gut es geht, ab. Es dauert zwei bis vier Wochen – dann merken Sie nicht mehr, dass etwas Süßes fehlt.

**19. Vorsicht dicke Beilage:** Passen Sie auf bei stärkereichen Lebensmitteln: Reis, Kartoffeln, Knödel, stärkereiche Brot- und Backwaren haben alle einen hohen GI.

**20. Meiden Sie Fertigprodukte:** Sie kombinieren meistens Nahrungsmittel mit einem hohen GI und viel Fett.

**21. Verzichten Sie auf Süßstoff:** Süßer Geschmack allein kann den Süßhunger anregen. Der Körper lässt sich nicht betrügen.

## LEBENSMITTEL MIT HOHEM GI

- **Brot** 95 bis 70
  Sehr weißes Brot (Hamburger), Brezel, Knäckebrot, Roggenbrot, Weißbrot (Baguette), Croissant
- **Getränke** 110 bis 70
  Bier, Sportlergetränk, Coca-Cola, Limonade
- **Obst, Gemüse, Hülsenfrüchte** 103 bis 75
  Getrocknete Datteln, gekochte Karotten, gekochte Saubohnen, Kürbis, Wassermelone
- **Süßes** 100 bis 70
  Traubenzucker, Fruchtgummi, Donuts, Waffeln, Zucker (Saccharose), Schokolade, Schokoriegel, Kekse
- **Getreide** 85 bis 70
  Schnellkochreis (Instant), Puffreis, Cornflakes, Graham Cracker, Weißer Reis, (Rundkorn), Hirse, Müsli mit Zuckerzusatz, Mais-Chips
- **Beilagen** 95 bis 70
  Bratkartoffeln, Backkartoffeln, Pommes frites, Kartoffelpüree, Salzkartoffeln
- **Sonstiges**
  Fertiggerichte haben einen hohen GI, da zur Konservierung häufig Zucker oder für die Stabilität des Produkts Stärke zugemischt wird.

## LEBENSMITTEL MIT MITTLEREM GI

- **Brot** 69 bis 57
  Weizenbrot (Vollkornmehl), Mischbrot, Pita-Brot
- **Obst, Gemüse, Hülsenfrüchte** 65 bis 55
  Ananas, Rosinen, Rote Bete, reife Bananen, Honigmelone, Sultaninen, Aprikose, Mais, Popcorn, Kiwi, Mango, Papaya
- **Snacks und Süßes** 65 bis 55
  Konfitüre, Milcheis, Müsliriegel, Honig, Haferkekse, Sandgebäck
- **Getreide** 65 bis 55
  Couscous, Porridge (Haferbrei), weißer Langkornreis, Basmati-Reis, weißer Grieß, Buchweizen, brauner Reis
- **Beilagen** 67 bis 55
  Gnocchi, Pellkartoffeln, weiße Spaghetti, weichgekocht
- **Sonstiges** 61
  Kondensmilch, gesüßt

## LEBENSMITTEL MIT NIEDRIGEM GI

- **Brot** 51 bis 48
  Pumpernickel, Vollkornschrot- oder Kleiebrot, Roggenbrot Sauerteig
- **Getränke** 48 bis 15
  Grapefruitsaft, Ananassaft, Orangensaft, Apfelsaft, frischer Fruchtsaft ohne Zucker, Sojamilch, Apfelsaftschorle, Gemüsesäfte
- **Obst, Gemüse, Hülsenfrüchte** 50 bis 15
  Erbsen aus der Dose, Süßkartoffel, Dosenpfirsich, Trauben, Dosenbirnen,

Orange, Pfirsich, rote Bohnen, Apfel, Pflaume, Birne, Feigen, Butterbohnen, Getrocknete Aprikosen, andere frische Früchte, rohe Karotten, Trockenbohnen, braune/gelbe Linsen, Kichererbsen, grüne Bohnen, Grapefruit, Kirsche, grüne Linsen, Soja, Erdnüsse, Pilze, die meisten anderen Gemüsesorten

- **Süßes** 22 bis 20

  Bitterschokolade (> 70 % Kakaoanteil), Fructose

- **Getreide** 51 bis 22

  Ballaststoff-Flakes (All brain), Parboiled Reis, Bulgur, Weizen, Haferflocken, Vollkornmüsli ohne Zucker, Wildreis, Roggen, Gerste

- **Teigwaren** 50 bis 32

  Käsetortellini, Capellini, Maccaroni, andere Nudeln aus Hartweizengrieß (al dente), Vollkornteigwaren, Ravioli, Vermicelli, Fettuccine

- **Milchprodukte** 36 bis 14

  Naturjogurt, Kakaogetränk, fettarmer Fruchtjogurt, fettarme Milch und Jogurt, Vollmilch
  Käsesorten und andere Milchprodukte haben wegen ihres hohen Eiweißgehalts einen GI < 30

- **Sonstiges**

  Tomatensauce, selbstgemacht   < 15
  Fisch und Fleisch haben einen GI  < 15, da diese Lebensmittel hauptsächlich aus Wasser und Eiweiß bestehen.

*Je weiter vorne ein Lebensmittel in der Liste steht, desto höher ist sein glykämischer Index.*

## Schlankhormone
## Tanken Sie Eiweiß-Power

Das Geheimnis jeder schlanken Linie heißt: Eiweiß Acht. Ein hoher Eiweißspiegel ist die Basis für Schlankhormone und Gehirnbotenstoffe, die agil, dynamisch, leistungsfähig, glücklich und zufrieden machen. Und Eiweiß selbst ist ein Fatburner: Wenn Sie Eiweiß essen, schießt Ihr Körper Energie dazu.

**22.** Erst messen… Gehen Sie zum Arzt und lassen Sie Ihren Eiweißspiegel messen. Kostet gerade mal einen Euro. Oder vielleicht haben Sie ja einen Laborzettel mit Ihren Blutwerten herumliegen. Werfen Sie mal einen Blick darauf. Mit einer Wahrscheinlichkeit von 98 Prozent liegt er unter acht. Sobald Sie ihn ansteigen lassen, wachsen Ihnen Flügel – und das Fett schmilzt dahin.

**23.** … dann shaken. Starten Sie den Tag mit einem Eiweißshake. Drei Esslöffel Eiweißpulver in Wasser verrühren oder im Mixer mit Früchten toppen. Eiweiß und Früchte sind eine hervorragende Kombination. Die Vitalstoffe sorgen dafür, dass die Aminosäuren dort ankommen, wo sie gebraucht werden: an der Körperzelle.

**24. Alle vier Stunden auffüllen:** Sie brauchen alle vier Stunden eine Portion Eiweiß von 30 Gramm – ohne Fett. Picken Sie sich aus der Tabelle auf Seite xx etwas heraus. Und wenn Sie nicht kochen wollen, dann shaken Sie. Eiweiß selbst ist ein Fatburner. Es macht Sie schlank, während Sie essen.

**25. Klug kombinieren:** Pflanzliches mit tierischem Eiweiß. Oder Getreide mit Gemüse. Denn das macht das Eiweiß für Ihren Körper wertvoller. Zum Beispiel: Kartoffeln mit Ei. Fisch mit Bohnen. Getreide mit Milch. Bohnen plus Mais. Erbsen plus Hirse. In einem guten Eiweißkonzentrat hebt die Kombination Soja plus Milcheiweiß die biologische Wertigkeit auf über 130.

**26. So richtig neugierig?** Dann messen Sie den Blutspiegel der zehn essenziellen Aminosäuren. Manchmal reicht es völlig aus, den Wert einer einzelnen Aminosäure nach oben zu schaukeln, und schon produziert der Körper wieder mehr Eiweißmoleküle. Zum Beispiel das Wachstumshormon. Das Sie schlank macht, im Schlaf.

**27. Trinken, trinken, trinken:** 30 Gramm Eiweiß auf einmal sind ausreichend. Essen Sie mehr, scheidet es die Niere aus. Unterstützen Sie diese tatkräftig. Tatkräftig heißt: Mindestens drei Liter täglich trinken. Mineralwasser, Gemüsesäfte, Tees. Mehr Tipps ab Seite 60.

**28. Lernen Sie die Bohne lieben:** Ob als gekochte Bohnen, als Sojamilch in einem Shake, als Tofu oder Tempeh. Bauen Sie Sojaprodukte in Ihren Speiseplan ein. Täglich: 1/2 Liter Milch (oder einen Eiweißshake aus Soja) oder 20 g Sojaeiweiß (in 50 g Sojabohnen).

**29. Essen Sie Fisch:** Das intelligenteste Eiweiß der Natur. Fisch enthält alle wichtigen Aminosäuren – ohne Fett –, oder mit den gesunden Omega-3-Fettsäuren. Ideal wären: vier bis fünf Portionen die Woche. Davon mindestens zweimal Seefisch. Wenn Sie keinen Fisch mögen, dann holen Sie sich die wertvollen Omega-3-Fettsäuren in der Apotheke.

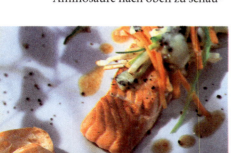

**30. Achten Sie auf Ihre B-Vitamine:** Sie brauchen B-Vitamine, um Eiweiß im Körper aufzubauen. Sie sollten in einem guten Vitaminpräparat enthalten sein. Mit dem höheren Wert liegen Sie vor allem, wenn Sie Übergewicht haben, auf der richtigen Seite.

$B_5$ *Pantothensäure: 10 bis 30 Milligramm*
$B_6$ *Pyridoxin: 10 bis 40 Milligramm*
$B_9$ *Folsäure: 400 bis 1000 Mikrogramm*
$B_{12}$ *Cobalamin: 5 bis 15 Mikrogramm*

**31. Nichts verbrennt ohne Carnitin:** Der Eiweißstoff schleust Fettmoleküle in die Mitochondrien – die Kraftwerke der Zelle. Wandelt also Fett in Energie um. Steckt vor allem in Fleisch und Geflügel. *Ein bis drei Gramm extra pro Tag* (z. B. in einem guten Eiweißpulver) verbessern laut Studien die Sauerstoffaufnahme, schützen die Muskeln, powern Ihr Immunsystem (Geheimtipp!), steigern die Leistung und bauen Fett und müde machende Milchsäure ab.

**32. Plus Zitrone:** Träufeln Sie Zitrone auf Ihren Fisch, in Ihren Jogurt, auf Ihre Putenbrust. Sie hilft dabei, das wertvolle Eiweiß so zu verdauen, dass die kleinen Aminosäuren schnell dort ankommen, wo sie gebraucht werden: an den 70 Billionen Körperzellen.

**33. Meiden Sie die Wurstsemmel (für Franken: Worschtsemmel):** Unter Wurstsemmel sollten Sie nicht Eiweiß verstehen. Auch nicht unter Wurstbrot. Das ist des Deutschen effektivstes Mastmittel. Die Semmel, das Brot locken das Insulin und das träge Fett der Wurst landet auf der Hüfte. Und bleibt dort eingesperrt.

**34. Vorsicht mit Eiweiß, wenn die Niere krank ist:** Diabetiker sollten zweimal im Jahr ihre Albuminausscheidung im Urin messen. Geht leicht mit einem Teststreifen. Fällt der Test positiv aus, hat sich der Diabetes schon an Ihre Niere gemacht. Jeder zweite Diabetiker entwickelt eine solche Nephropathie. Und dann verschreibt Ihnen der Arzt eine Diät, die genau auf den Eiweißbedarf abgestimmt sein muss. Die gesunde Niere hat keine Probleme mit Eiweiß.

**35. Glauben Sie nicht: Viel hilft viel:** Das gilt weder für Vitamine noch für Eiweißpulver. Essen Sie alle vier Stunden eine Portion. Höchstens 30 Gramm. Mehr scheidet die Niere aus.

## Wertvolle Eiweißquellen

**20 Gramm Eiweiß stecken in**
3 Hühnereiern
80 g Hühner oder Putenbrust
80 g magerem Schweinefleisch
80 g magerem Lamm
100 g Kalbsfilet
100 g Rinderfilet
100 g Schweinekotelett
90 g Rinderlende
90 g Schweinefilet
95 g Kaninchenfleisch
123 g magerer Geflügelwurst
65 g Schinken ohne Fettrand

70 g geräuchertem Lachs
120 g Kabeljau
110 g Makrele, Sardine
100 g Forelle
120 g Scholle, Seezunge
110 g Garnelen
120 g Langusten
125 g Hummer
125 g Tintenfisch
100 g Thunfisch
130 g Lachs
100 g Heilbutt
120 g Steinbutt
200 g Austern
45 g Parmesan (2 EL geriebener Käse)
54 g Sojabohnen
135 g Sojabrot
75 g Weizenkeimen

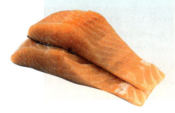

**36.** **Nein zu Eiweiß mit Fett:** Wenn der Fisch unter die Butter oder Sahne taucht, dringen die Aminosäuren nicht schnell genug ins Blut, um ihre segensreichen Wirkungen zu entfalten. Denn: Fett lähmt die Verdauung. Essen Sie mal Kieler Sprotten in Öl.

**37.** **Sagen Sie nicht: unnatürlich:** Sie mögen kein Eiweißpulver. Sagen: Igitt, ein Pulver! Denken Sie um. Eiweißpulver ist nichts anderes und für den Stoffwechsel angenehmer als das Kohlenhydratpulver Mehl.

### *Wachstumshormon*
### *Locken Sie den Fettverbrenner*

Das Wachstumshormon ist die stärkste fettverbrennende Substanz in Ihrem Körper. Sie können es stimulieren, dann macht es Sie schlank und jung.

## Wertvolle Eiweißquellen

**10 Gramm Eiweiß stecken in**
1,5 Hühnereiern
0,3 Liter fettarmer Milch (1,5 %)
0,2 Liter Schafmilch
0,3 Liter Buttermilch
300 g Jogurt (1,5 % Fett)
75 g Frischkäse (20 % Fett)
50 g Mozzarella
75 g magerem Quark
38 g Schnittkäse (30 % Fett)
37 g Romadur (20 % Fett)
42 g Camembert (30 % Fett)
100 g Vollkornmehl
80 g Haferflocken
135 g Naturreis
110 g Mais
95 g Hirse
75 g Eierteigwaren
125 g Weizenschrotbrot (3 Scheiben)
100 g Knäckebrot
60 g Cashewnüssen
35 g Erdnüssen
40 g Erdnussbutter
35 g Leinsamen
50 g Mandeln
50 g Pistazienkernen
40 g Sonnenblumenkernen
48 g Sesamsamen
345 g Esskastanien
50 g getrockneten Bohnen
125 g Tofu
175 g grünen Erbsen
220 g Rosenkohl
230 g Grünkohl
300 g Broccoli
500 g Kartoffeln
285 g Steinpilzen
500 g Himbeeren

**38. Eiweißtanks füllen:** Sie brauchen alle vier Stunden eine Portion Eiweiß, 30 Gramm – ohne Fett. Eiweiß stimuliert die Hypophyse, Ihr fettverbrennendes Wachstumshormon zu produzieren. Das beginnt morgens: mit dem Eiweißshake nach dem Lauf auf nüchternen Magen. Und endet abends mit dem Schlummertrunk.

**39. Schlummertrunk:** Eiweiß plus Zitrone: Trinken Sie abends ein Eiweißshake mit dem Saft einer Zitrone. Das liefert der Hypophyse den Stoff, aus dem das Wachstumshormon ist. Das im Schlaf Fett ab- und Muskeln aufbaut. Funktioniert auch mit einem Magerjogurt oder Putenschnitzel mit Zitrone.

**40. Insulin niedrig:** Das Wachstumshormon verrichtet sein schlankes Werk nur, wenn der Insulinspiegel niedrig ist. Sie wissen: Lebensmittel mit hohem GI locken Insulin. Meiden Sie also süße Getränke, Weißmehl und Zucker.

**41.** **Schlafen Sie:** Wer länger schläft, bleibt schlank. In der Tiefschlafphase produziert der Körper Wachstumshormon. Entspannungstipps, die Ihnen auch beim Einschlafen helfen finden Sie ab Seite 63.

**42.** **Schlafen Sie kühl und dunkel:** Das lockt mehr vom Schlafhormon Melatonin. Es sorgt für erholsamen Schlaf und dafür, dass Sie umso schneller und reibungsloser in die Phase kommen, in der das Wachstumshormon aktiv ist, Reparatur und Fettverbrennung in Gang setzt.

**43.** **Muskel-Dreier-Regel:** Dreimal täglich für sechs bis zehn Minuten den Muskel mit einem kleinen Training bemühen. Dann steigt das Wachstumshormon auf seinen zehnfachen Wert an. Die genaue Anleitung für unser Muskelprogramm finden Sie auf den Seiten 98 bis 100.

**44.** **Walken oder laufen Sie:** Die tägliche Ausdauerübung kurbelt langfristig die Wachstumshormonproduktion an. Direkt und über den Umweg, dass Fett wegschmilzt. Je weniger Fett, desto aktiver wird Ihre Hypophyse mit Ihrer Jungbrunnenproduktion. Ein ganz wichtiger Zusammenhang.

**45.** **Lernen Sie die Technik des Tiefschlafes:** Anleitung auf Seite 64. So können Sie sich auch tagsüber eine dicke Portion vom Fettverbrenner und Jungmacher Wachstumshormon holen.

**46.** **Lassen Sie sich nicht stressen:** Stress macht die Hypophyse schwach. Der Spiegel an Wachstumshormon sinkt.

**47.** **Abends kein Kaffee, nicht viel Alkohol:** Beides mindert die Tiefschlafphase, mindert das schlank machende Wachstumshormon.

**48.** **Nur nicht den Obstkasper spielen:** Manche mögen kein Obst und geraten unweigerlich in ein

Vitamin-C-Defizit. Das macht dick. Ohne Vitamin C bildet der Körper kein schlank machendes Wachstumshormon.

**49.** Nicht Wachstumshormon messen lassen, sondern IGF 1 (Insulin-like Growth Factor 1): Dieser Stoff ist das stabile, aussagekräftige Folgeprodukt von Wachstumshormon. Ideale Werte:
*16–24 Jahre: 182–780 ng/ml,*
*25–39 Jahre: 114–492 ng/ml,*
*40–54 Jahre: 90–360 ng/ml,*
*ab 55 Jahre: 71–290 ng/ml.*

### Fett & Eicos
## Hüpfen Sie über die Fettnäpfchen des Lebens

Fett ist nicht gleich Fett: Nur träges tierisches Fett schlägt sich auf den Hüften nieder, aktives pflanzliches Fett sorgt für viele gute Eicos und stellt den ganzen Menschen um auf schlank und gesund.

**50.** FdH: Fett die Hälfte: Die Deutschen essen im Durchschnitt 140 g Fett pro Tag. 70 Gramm reichen. Doch meiden alleine hilft nichts, Sie müssen das Fett auf den Hüften verbrennen. Das funktioniert nur mit regelmäßiger Bewegung.

**51.** Ölwechsel: Minimieren Sie tierische Fette aus Wurst, Sahne, Käse, Eigelb, rotem Fleisch. Steigen Sie um auf die gesunden pflanzlichen Fette und Fisch.

**52.** Das Fett der Wahl: Olivenöl. Über drei Esslöffel täglich freuen sich 70 Billionen Körperzellen – nur die Fettzellen rümpfen beleidigt die Nase.

**53.** Gehen Sie dreimal pro Woche auf Seefisch-Fang: Kaufen Sie ruhig auch fettreiche Fische wie Makrele, Hering, Lachs, die versorgen den Körper mit lebenswichtigen Omega-3-Fettsäuren. Wenn Sie keinen Fisch mögen, dann holen Sie sich diese wichtigen Fettsäuren in der Apotheke.

**54.** Der Gesund-Star: Linolensäure. Täglich 1 Teelöffel Leinöl, 1 Esslöffel Erdnussöl oder Leinsamen liefern die lebenswichtige Linolensäure. Sie schlüpft nicht in die Fettdepots und lockt jede Menge gute Eicos.

**55.** Einfach merken: einfach ungesättigte Fette. Neben Olivenöl sind auch Rapsöl, Erdnussöl, Haselnussöl, Sesamöl, reich an dem Gesundmolekül Ölsäure. Man kann Sie ohne Bedenken erhitzen – ohne Rauchzeichen.

**56.** **Knack die Nuss:** Täglich. Nüsse halten geistig fit und das Herz gesund. Sie liefern neben pflanzlichen Fett Mineralien und Spurenelemente. Täglich ein Esslöffel Nüsse in das morgendliche Müsli reiben oder ein paar Nüsschen knabbern – ohne Salz, nicht die ganze Dose.

**57.** **Geflügel-, Kalbfleisch, Wild und Lamm den Vortritt:** Denn Schwein und Rind und Innereien stecken voller Arachidonsäure. Sie ist Baustein für die schlechten Eicos, die das Insulin locken und den Fettabbau verhindern.

**58.** **Avocado, ja bitte:** Ölsäure und Vitamine machen die dicke Tropenfrucht zu einem schlanken Gesundsnack.

**59.** **Leibwächter für die guten Fette:** Die Antioxidanzien Vitamin C, Vitamin E, Beta-Carotin und Selen schützen ungesättigte Fettsäuren davor, ranzig und träge zu werden. Auch in Ihrem Körper. Wie viel Sie davon brauchen, steht auf Seite 40.

**60.** **Unterstützen Sie die guten Eicos:** Vitamin $B_3$, Vitamin $B_6$, Zink und Magnesium braucht der Stoffwechsel, um die Schlank-Superhormone zu bilden.

**61.** **Erste Wahl:** kaltgepresst. Die schonende Behandlung des Öls bewahrt Fettbegleitstoffe und Aromen. Hochwertige Öle sind empfindlich und verderben leicht. Kaltgepresste Öle in farbigen Flaschen im Kühlschrank aufbewahren. Und: Nur kleine Mengen kaufen, schnell aufbrauchen. Olivenöl hält sich bis zu einem halben Jahr, andere naturbelassene Öle nur 12 Wochen.

**62.** **Immer einen Salat vor dem Essen:** Sein Olivenöl lockt den Ich-bin-satt-Botenstoff Cholezystokinin. Dann isst man vom Hauptgang nur halb so viel und vom Dessert ein paar Löffelchen.

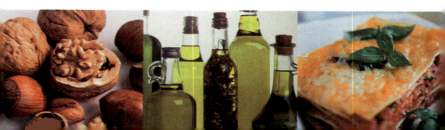

**63.** **Lernen Sie Entspannungstechniken:** Wer Stress die kalte Schulter zeigt, senkt das Dickhormon Cortisol und schlechte Eicos. Entspannungstechniken Seite 63 f.

**64.** **Weniger Fett – vor allem vom Tier:** Vor allem die tierischen Fette (Wurst, Sahne, Käse, Eigelb, rotes Fleisch) sind träge und wandern sofort auf die Hüften. Suchen Sie sich aus der Tabelle Seite 154 f. die mageren Alternativen. Magere Milchprodukte oder fettarme Fleischstücke wie Steak und Filet liefern mehr Eiweiß für den Muskelaufbau.

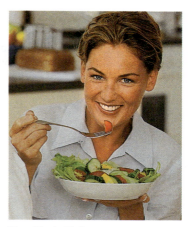

*Die schlanke Variante: Salat mit Olivenöl.*

**65.** **Meiden Sie Frittiertes und Fertigprodukte:** In Pommes frites, Nuggets, Blätterteig, Pizza und Chips verstecken sich neben Schnell-auf-die-Hüfte-Fette auch die für unsere Gesundheit gefährlichen Transfettsäuren.

**66.** **Margarine – wenn, dann Qualität:** Gesättigte Fette und Transfettsäuren passen nicht in ein gesundes Leben. Ausnahme: Sehr hochwertige Diätmargarinen liefern keine Transfettsäuren, dafür mindestens 40 Prozent ungesättigte Fette.

**67.** **Nicht zu viel Omega-6-Fette:** Sie sind zwar lebensnotwendig, aber reichlich in der Nahrung vorhanden. Täglich ein Esslöffel Distelöl, Maiskeimöl, oder Sonnenblumenöl reicht. Die sensiblen Öle sind besser in der kalten Küche aufgehoben.

**68.** **Vorsicht: süß und fettig!** Kombinieren Sie Zuckerhaltiges nicht mit Fett. Das Insulin schießt sofort ins Blut und leitet das Fett direkt zu den Depots auf Hüfte, Bauch und Co. Sperrt es dort ein.

**69.** **Lassen Sie raffinierte Öle im Supermarkt:** Bei der Raffination verschwinden Vitamine und Transfettsäuren entstehen. Die machen dick, weil sie schlechte Eicos locken.

| FETTNÄPFCHEN | | | | MAGERE ALTERNATIVEN | |
|---|---|---|---|---|---|
| ▶ **Fleisch, Geflügel, Wurst** | | | | | |
| Wiener Würstchen | 24* | Schinken, gekocht | 13 | Schinken, geräuchert | |
| Fleischwurst | 29 | Speck, durchwachsen | 65 | ohne Fettrand | 3 |
| Fleischkäse | 28 | Schweinebauch | 21 | Geflügelwurst | 5 |
| Jagdwurst | 16 | Schweinekotelett | 8 | Corned Beef | 6 |
| Leberwurst, grob | 29 | Rinderhack | 14 | Schweinefilet, -schnitzel | 2 |
| Bierschinken | 11 | Rinderhals | 8 | Roastbeef, Rind | 5 |
| Bratwurst | 29 | Ente | 17 | Rinderfilet | 4 |
| Leberwurst, mager | 21 | Gans | 31 | Rinderleber | 2,1 |
| Mettwurst | 37 | Suppenhuhn | 20 | Kalbsfilet | 1 |
| Münchner Weißwurst | 27 | Lammkeule | 18 | Kalbsschnitzel | 2 |
| Salami | 33 | Lammkotelett | 32 | Putenbrust | 1 |
| | | | | Hähnchenbrust ohne Haut | 1,5 |
| | | | | Hase | 3 |
| | | | | Rehrücken | 4 |
| ▶ **Backwaren und Knabberei** | | | | | |
| Nusskuchen | 29 | Kartoffelchips | 39,4 | Russisch Brot | 0 |
| Sahnetorte | 25 | Pommes frites | 14,5 | Eiswaffeln | 5 |
| Schokowaffeln | 33,5 | Tortilla-Chips, | | Löffelbiskuits | 5 |
| Blätterteig | 25 | Nachos | 24 g | Apfel-Hefekuchen | 3 |
| Schokomüsli | 11,5 | Erdnussflips | 28 | Salzstangen | 5 |
| ▶ **Süßes** | | | | | |
| Brotaufstrich auf Nussbasis | | | 31 | Honig, Gelee, Fruchtaufstrich | 0 |
| Vollmilchschokolade mit Marzipan, Nougat | | | 25 | Fruchtgummi | 0 |
| 1 Magnum | | | 20 | 1 Stück Solero | 3 |
| 1 Bounty Kokosriegel | | | 15 | 1 Stück Schokokuss | 3 |
| | | | | 1 Stück Milky Way | 3 |
| ▶ **Fette** | | | | | |
| Margarine | | | 80 | Enthalten alle um die 99,5 Gramm Fett, zählen aber wegen ihrer gesunden Fettsäuren zu den Fatburnern, z. B. Olivenöl, Rapsöl, Weizenkeimöl, Sonnenblumenöl | |
| Halbfettmargarine | | | 40 | | |
| Mayonnaise (80 % Fett) | | | 78,9 | | |
| Butterschmalz | | | 99,5 | | |
| Schweineschmalz | | | 99 | | |

## Fettnäpfchen und magere Alternativen

| FETTNÄPFCHEN | | MAGERE ALTERNATIVEN | | | |
|---|---|---|---|---|---|
| **▶ Milchprodukte** | | | | | |
| Butter | 83 | Buttermilch 0,5 | | ***Gut sind alle Käsesorten*** | |
| Schlagsahne | 31,7 | Trinkmilch, fettarm | 2 | ***bis ca. 30 % Fett i. Tr.*** | |
| Saure Sahne extra | 18 | Kefir | 3,5 | Romadur (30 %) | 14 |
| Schmand | 24 | Magermilch-Jogurt | 0,1 | Edamer (30 %) | 16 |
| Crème fraîche | 40 | Kondensmagermilch | 0,2 | Limburger (20 %) | 9 |
| Eiscreme | 20 | Molke | 0,2 | Parmesan (32 %) | 25 |
| Doppelrahmfrischkäse | 28 | Körniger Frischkäse | 2,9 | Ziegenkäse (45 %) | 21 |
| Frischkäse (60 %) | 23 | Schichtkäse | | Tilsitter (30 %) | 16 |
| Mascarpone | 47,5 | 10 % Fett i.Tr. | 2,0 | Feta (40 %) | 16 |
| Bavaria Blue (70 %) | 40 | Speisequark, mager | 0,3 | | |
| Edelpilzkäse (50 %) | 39 | Harzer, Korbkäse, | | | |
| Camembert (60 %) | 33 | Mainzer Handkäse | 0,7 | | |
| Gruyere (45 %) | 32,3 | Romadur 20 % Fett i.Tr. | 9 | | |
| Appenzeller (50 %) | 31,6 | | | | |
| Emmentaler (45 %) | 30 | | | | |
| Bergkäse (45 %) | 30 | | | | |
| **▶ Fisch** | | | | | |
| Brathering | 15 | Kabeljau + in Spuren | | Miesmuschel | 1,3 |
| Bismarckhering | 16 | Tintenfisch | 0,8 | Garnele, Scampi | 1,4 |
| Lachs | 14 | Flussbarsch | 0,8 | Hummer | 1,9 |
| Makrele, geräuchert | 16 | Hecht | 0,9 | Scholle | 2 |
| Thunfisch in Öl | 21 | Zander | 1 | Rotbarsch, geräuchert | 5,5 |
| Aal | 24 | Seezunge | 1 | Seelachs, geräuchert | 0,8 |
| Schillerlocken | 24 | Seelachs | 1 | Zander | 1 |
| | | Languste | 1,1 | Forelle | 3 |
| | | Austern | 1,2 | Rotbarsch | 4 |
| **▶ Sonstiges** | | | | | |
| ***Erlaubt – aber nicht zu viel*** | | Tofu | | | 5,0 |
| Avocado | 23,5 | Hühnerei | | | 5,2 |
| Olive, schwarz/griechisch | 36 | Mineralwasser | | | 0 |
| Erdnüsse 49/Erdnussmus | 47,8 | Obst, Gemüse und Hülsenfrüchte enthalten Fett nur in | | | |
| Haselnüsse | 61 | Spuren. *Essen Sie fünf große Portionen pro Tag!* | | | |
| Macadamianüsse | 73 | | | | |
| Pekannüsse 72/Walnüsse | 62 | * Alle Angaben beziehen sich in Gramm auf 100 Gramm Lebensmittel, außer es ist anders angegeben | | | |

*Testosteron*

## So bringen Sie mehr Power ins Spiel, das Leben heißt

Testosteron ist das Hormon der Sieger, der Agilen, der Dynamischen, der Mächtigen. Das Hormon der Gewinner können er und sie machen. Und dann schwellen die Muskeln und Fett versiegt.

**70.** **Stecken Sie sich Ziele:** Solche, die Sie erreichen können. Jedes Erfolgserlebnis kurbelt die Testosteronproduktion an.

**71.** **Werben Sie um Ihren Partner:** Guter Sex ist der schönste Weg, den Testosteronspiegel zu erhöhen – um 50 Prozent, 48 Stunden lang.

**72.** **Nehmen Sie ab:** Überflüssiges Fett abbauen ist die wirkungsvollste Hormontherapie. In der Fettzelle lebt ein Enzym, die Aromatase, die männliches Testosteron in weibliches Östrogen umwandelt. Folgen: Die Brust schwillt, die Hüfte wächst.

**73.** **Achten Sie auf Ihr Eiweiß:** Ein hoher Eiweißspiegel ist Voraussetzung dafür, dass Sie Testosteron produzieren.

**74.** **Nehmen Sie Zink:** Das Spurenelement steckt in Austern, Pilzen, Sojaprodukten, Kürbiskernen, Weizenkleie. Diese liefern das Vitamin $B_6$ für den Testosteronaufbau gleich mit. Sie haben einen niedrigen Testosteronspiegel? Dann holen Sie sich eine Extraportion Zink vom Apotheker: 50 Milligramm täglich.

**75.** **Nehmen Sie Mangan:** Viele Menschen mit niedrigem Testosteron haben einen niedrigen Manganspiegel. Hebt man diesen Wert an, steigt auch der Testosteronspiegel. Mangan steckt

*Täglich zehn Minuten intensives Muskeltraining lockt Testosteron.*

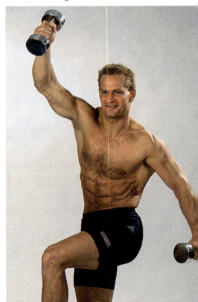

viel im Tee. Lieferanten sind u. a. auch Weizenkeime, Haferflocken, Haselnüsse, Sojabohnen, Petersilie, Rote Bete – und die Apotheke.

**76.** **Walken oder laufen Sie:** Täglich 30 Minuten Ausdauersport schmelzen Fett weg und heben den Testosteronspiegel an.

**77.** **Zehn Minuten Krafttraining täglich:** Und schon schwimmt mehr Testosteron im Blut. Wenn Sie zwischen den Übungen zwei bis drei Minuten Pause machen, dann spüren Sie die Testosterondusche sofort. Nutzen Sie das am Schreibtisch. Und vielleicht noch vor dem Insbettgehen.

**78.** **Lassen Sie sich nicht stressen:** Unter Druck schüttet der Körper Cortisol und Adrenalin aus. Diese Hormone senken den Testosteronspiegel. Das Anti-Stress-Programm finden Sie auf Seite 63 f.

**79.** **Alkohol nur in Maßen:** Zu viel Alkohol killt Testosteron, fördert Impotenz.

**80.** **Lassen Sie sich nicht unterkriegen:** Niederlagen senken nachweislich den Testosteronspiegel.

## Östrogen
## Zu viel vom Schönheitshormon macht dick

Östrogen ist ein Hormon der Schönheit, der Jugend und Gesundheit. Nur zu viel davon macht krank und dick. Doch zu wenig wollen Sie auch nicht.

**81.** **Bauen Sie Fett ab:** Fett produziert Östrogene. Und zu viel Östrogene häufen noch mehr Fett auf Hüfte und Po. Sobald Sie abnehmen, haben Sie weniger von den weiblichen Hormonen, die leider im Übermaß auch Krebs erregen.

**82.** **Setzen Sie auf Phytoöstrogene:** Täglich Sojaprodukte als Bohne, Sprosse, Milch, Jogurt oder Tofu schieben die Wechseljahre hinaus, beugen Krebs vor, schützen das Herz, die Knochen und machen schön. Auch gut: Leinsamen, Sonnenblumenkerne, Roggen, Kichererbsen und Walnüsse.

**83.** **Machen Sie sich Taurin:** Sie nehmen einfach nicht ab? Dann haben Sie vielleicht einen hohen Östrogenspiegel. Und der drosselt die Taurinproduktion in der Leber. Nur: Ausgerechnet Taurin verleiht Fettpölsterchen Flügel. Je mehr Taurin in der Nahrung steckt, desto mehr Schlankhormone kann der Körper bilden. Taurintankstellen: Eiweißshake, Krabben, Garnelen, Austern, mageres Fleisch.

**84.** **Walken oder joggen Sie:** So bauen Sie erstens Fett ab, das ein Zuviel an Östrogenen produziert. Zweitens senken Sie auch noch das Risiko, an Brustkrebs zu erkranken.

**85.** **Fettnäpfchen & Schnaps meiden:** Wer weniger Fett isst, senkt seinen Östrogenspiegel und damit sein Brustkrebsrisiko. Das Gleiche gilt für Alkohol.

### Schilddrüsenhormone
## So bringen Sie Ihre Energiezentrale auf Trab

> Bewundern Sie nicht länger die Menschen, die essen, essen, essen, ohne ein Gramm zuzunehmen.
> Tun Sie etwas für Ihre Schilddrüse, damit sie ihre Hormone produzieren kann, die dynamisch machen – und schlank. Es ist so einfach!
> Mit Jod, Selen, Eiweiß, Fisch.

**86.** **Messen Sie:** Ihr aktives Schilddrüsenhormon T3 sollte in diesem Bereich liegen: 1,5–2 Pikogramm/Milliliter Blut. Unter 1 schlafen Sie sich durchs Leben. Mit 2 werden Sie wach und dynamisch.

**87.** **Achten Sie auf Ihr Jod:** Essen Sie mindestens zweimal die Woche Seefisch. Zum Beispiel: Schellfisch, Seelachs, Scholle, Kabeljau. Salzen Sie mit Jodsalz. Sprechen Sie mit Ihrem Arzt, vielleicht brauchen Sie ja Jod aus der Apotheke. Tagesbedarf: 200 Mikrogramm.

**88.** **Alle vier Stunden Eiweiß:** Milchprodukte, Fisch, Fleisch oder ein gutes Eiweißpräparat liefern die Aminosäure Tyrosin. Aus Tyrosin bastelt Ihre Energiedrüse Schilddrüsenhormone. Und alles wird plötzlich leicht, auch das Abnehmen.

**89.** **Nehmen Sie Selen:** Die Umwandlung vom schlafenden Schilddrüsenhormon ins aktive Hormon – von T4 in T3 – wird durch ein selenabhängiges Enzym geregelt. Für einen funktionierenden Stoffwechsel brauchen Sie unbedingt Selen. Neun von zehn Deutschen mangelt es an Selen. Sie brauchen: 200 Mikrogramm täglich. Das Spurenelement steckt kaum mehr im Essen. Sie müssen in die Apotheke.

**90. Normal ist nicht optimal!** Ein tiefnormaler Schilddrüsenhormonspiegel von 1 heißt: Ihr Stoffwechsel ist schläfrig. Bei einem hoch normalen Schilddrüsenhormonspiegel von 2 können Sie Ihren Nachtisch ohne ein schlechtes Gewissen essen.

**91. Gucken Sie nicht weg:** Sehen Sie am Hals rechts und links von der Mittellinie eine leichte Vorwölbung, dann ist das Ihre ackernde Schilddrüse. Sie vergrößert sich zum Kropf, weil Sie ihr nicht genug Jod geben.

### Cortisol
## Contra dem Stresshormon

Cortisol ist Ihr Hauptstresshormon im Körper, es macht all das, was Sie nicht wollen: Es wirkt katabol, eiweißabbauend, schwächt das Immunsystem, zerstört Muskeln und Gehirn, erschöpft Sie – und macht dick. Geben Sie deshalb dem Cortisol keine Chance.

**92. Insulin niedrig:** Viel Zucker und Weißmehl im Essen heißt immer viel Insulin, und viel Insulin heißt oft viel Cortisol. Bekommen Sie mit Lebensmitteln mit niedrigem GI (Tabelle Seite 144) und Sport den Insulinspiegel in den Griff, dann produzieren Sie weniger Cortisol.

**93. Nehmen Sie Magnesium:** Täglich 600 Milligramm vom Salz der inneren Ruhe wappnen gegen Stress.

**94. Nehmen Sie Vitamin C:** Täglich drei Gramm Ascorbinsäure über den Tag verteilt. Das senkt den Blutdruck und den Cortisolspiegel. Stress kann ihnen nichts mehr anhaben.

**95. Atmen Sie aus:** Immer wenn es stressig wird, atmen Sie automatisch tief ein. Tun sie das künftig nicht mehr. Atmen Sie tief aus und der Stresshormonspiegel sinkt.

**96. Lernen Sie sich zu entspannen:** Entspannungstechniken wappnen Sie so, dass Cortisol schnell wieder abgebaut wird und keine Zeit hat, Ihren Körper zu schädigen.
Auch wer gut und ausreichend schläft, reagiert gelassener auf Stress, muss sich vor Cortisol weniger fürchten.

**97.** **Walken oder joggen lockt Noradrenalin:** Das Hormon, das Sie wollen: Es macht Sie schlank, entleert die Fettzellen, schickt die Dickmoleküle zur Verbrennung und pumpt Sie mit Lust auf Hochleistung voll. Nach 30 Minuten walken oder joggen unter dem Grenzpuls haben Sie zehnmal so viel Noradrenalin.

**98.** **Walken oder joggen vertreibt Cortisol:** Wer sich regelmäßig bewegt, am besten täglich 30 Minuten, hat einen niedrigen Cortisolspiegel. Bewegung macht stressresistent. Jegliche Aufregung prallt am neu erworbenen Ruhepanzer ab.

*Springen Sie ins Glück: Bewegung vertreibt das Stresshormon Cortisol.*

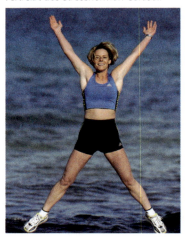

**99.** **Speck um die Taille:** Mehr als 102 Zentimeter Taillenumfang bei Männern, mehr als 88 Zentimeter bei Frauen ist ein Zeichen für mehr Cortisol – kaum Stressresistenz. Dann sollten Sie schleunigst dem schlechten Fett an die Pelle rücken. Denn Sie riskieren Ihr Leben.

**100.** **Stress nicht mit Süßem lindern:** Das macht dick. Zucker verhindert nur kurzzeitig die Ausschüttung der Stresshormone. Hoher Blutzucker sinkt schnell wieder und dann brauchen Sie noch mehr Süßes.

**101.** **Nicht zu viel Gas geben:** Wenn Sie laufend oder walkend in Sauerstoffnot geraten, überfluten Sie Ihren Körper mit Milchsäure – und mit ihr strömen die Stresshormone Adrenalin und Cortisol durch den Körper.

**102.** **Beugen Sie sich nicht der Diktatur des Sympathikus:** Viel Stress, wenig Bewegung verschieben das Gleichgewicht vom parasympathischen zum sympathischen Nervensystem. Folgen: Herzrasen, Bluthochdruck, Nervosität, Schlafstörungen, Kopfschmerzen, Konzentrationsschwäche, Arteriosklerose. Ausweg: mehr bewegen.

**103.** Stellen Sie magnesiumreiches Mineralwasser auf den Schreibtisch: Es sollte mindestens 150 mg Magnesium enthalten. Und dann, wenn es stressig wird, lösen Sie eine Brausetablette oder ein Beutelchen Magnesiumpulver im Glas Mineralwasser auf – trinken und die innere Ruhe spüren.

### Vitalstoffe
## Schlankmacher aus dem Reich der Pflanzen

> Der Weg zu einem reibungslosen Fettstoffwechsel führt über Vitalstoffe, führt direkt über Obst, Gemüse und Getreide. Und dann zum Apotheker.

**104.** Arbeiten Sie auf dem Feld: Wollen Sie nicht, tun Sie nicht, dann müssen Sie die täglichen 2000 Kalorien, die Sie als Kopfarbeiter am Schreibtisch verbrennen, mit Hilfe des Apothekers anreichern. Früher verbrannte man 4000 Kalorien und im Essen steckten noch viel mehr Vitalstoffe.

**105.** Messen Sie: Schlucken Sie Vitalstoffe nicht einfach wahllos. Viel hilft nicht viel. Im Gegenteil. Gehen Sie zum Arzt und lassen Sie messen, was fehlt. Dann gehen Sie in die Apotheke und versorgen sich mit dem Schlankcocktail von Seite 40.

**106.** Jedes Kilo braucht mehr: Wer Übergewicht hat, braucht mehr Vitalstoffe, um das Mehr an Körpermasse zu versorgen.

**107.** Obst und Gemüse satt: Sie brauchen 800 Gramm pro Tag. Also mindestens fünf Portionen. Und die Hälfte davon roh.

**108.** 800-Gramm-Leitfaden: Gewöhnen Sie sich daran, morgens eine Schüssel Obstsalat zu essen. Täglich ein Glas frisch gepressten Obstsaft und ein Glas Tomatensaft trinken. Ein weiterer Gemüsesaft kann Ihnen nicht schaden. Essen Sie zwei Portionen Obst zwischendurch und täglich eine große Schüssel Salat. Als Beilage eine Portion gedünstetes Gemüse. Und zum Knabbern stehen Gemüsestreifen am Schreibtisch.

**109.** Wechseln Sie in der Farbe: Orange, Blau, Rot, Grün, Gelb heißt sekundäre Pflanzenstoffe. Damit Sie all diese Gesundschätze der Natur genießen, sollte der Obst- oder Gemüseteller immer bunt sein.

**110. Bitte Soja:** In Sojabohnen stecken Phytohormone, die vor Brust- und Prostatakrebs schützen. In guten Eiweißpulvern sind Phytohormone enthalten.

**111. Zweimal die Woche Kohl:** Er heizt die Fettverbrennung an (wie stark, können Sie nachlesen in dem Büchlein »Magische Kohlsuppe«) und beugt mit Glucosinolaten Darmkrebs und Herzinfarkt vor.

**112. Würzen Sie mit Zwiebeln und Knoblauch:** Quercetin und Allicin räumen im Blut auf, stärken das Immunsystem – stellen den Mensch auf jung und gesund.

**113. Knabbern Sie Samen,** wie Sonnenblumen- oder Kürbiskerne und Sesam. Sie senken mit ihren Phytosterinen den Cholesterinspiegel, beugen Krebs vor.

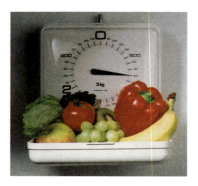

**114. Vollkorn liefert Phytinsäure:** Sie senkt das Insulin im Blut, fördert damit also den Fettabbau.

**115. Täglich ein Glas Wein:** Der Traubenstoff Resveratol entsteht erst bei der Gärung und ist der schärfste Radikalenfänger, den wir kennen. Schützt Ihre Zellen vor Altern und Krebs: 300mal stärker als Vitamin E.

**116. Tee trinken und jung werden:** Wer keinen Wein mag, kann auch mit grünem Tee gegen die freien Radikale vorgehen. Seine Catechine sind 100mal wirksamer als Vitamin C. Zudem liefert grüner Tee potente Krebsschutzmittel.

**117. Mit Kräutern und Gewürzen prassen:** Sie liefern hochangereichert sekundäre Pflanzenstoffe, die das Immunsystem stärken, die Verdauung anregen, Bakterien abtöten, das Blut putzen und Krebs vorbeugen.

**118. Gehen Sie zum Biobauern:** Sie kultivieren alte Sorten mit höherem Vitalstoffgehalt. Düngen nicht mit Chemie. Ernten, wenn das Obst reif ist, der Vitalstoffgehalt sich verdoppelt hat.

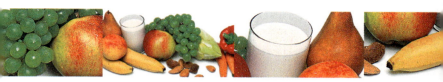

**119.** **Greifen Sie ruhig auch in die Tiefkühltruhe:** Die Frostfee konserviert Vitalstoffe und nimmt Ihnen Putzarbeit ab.

**120.** **Lassen Sie Gemüse und Obst nicht lange liegen:** Zeit killt Vitalstoffe, genauso wie Erhitzen. Mit jeder Stunde geht Vitamin C verloren. Essen Sie Leben. Der Kochtopf laugt Vitamin C aus. 50 Prozent Ihrer Tagesration an Obst und Gemüse sollte roh sein. Das sollte Sie überzeugen: Durch Lagerung, weltweiten Transport und Kochen gehen 90 Prozent des Schlankvitamins verloren.

**121.** **Machen Sie einen Bogen um Dosen:** Sie konservieren alles, nur nicht die Gesundheit. Außer es sind Hülsenfrüchte drin.

**122.** **Lassen Sie mein Vitaminbuch nicht im Regal verstauben:** Dort finden Sie alle wertvollen Tipps über Vitamine, die Sie brauchen.

**123.** **Achten Sie auf Ihr tägliches Phosphor:** Es gibt Menschen, die plagen sich täglich 30 Minuten im Wald und nehmen kein Gramm ab. Kein Wunder: Ihnen fehlt der Brennstoff in der Zelle. Zu wenig Phosphat macht schlapp, müde, leistungsunfähig. Füllen Sie Ihr Phosphat in der Zelle auf: Nüsse und Keimlinge. Sie brauchen täglich 800 Milligramm.

**124.** **Nehmen Sie Vitamin C für mehr Noradrenalin:** Müde, unkonzentriert, pessimistisch? Dann fehlt Noradrenalin. Der Botenstoff macht wach, glücklich, konzentriert, agil, tatendurstig – aber nur, wenn genug Vitamin C vorhanden ist. Doch dicke Menschen haben meist zu wenig von dem effektiven Fettverbrenner. Sie brauchen täglich ein bis drei Gramm, damit der Körper Noradrenalin bildet.

**125.** **Mineralwasser plus:** Pressen Sie in jedes Glas Mineralwasser, das Sie trinken, eine halbe Zitrone. Macht täglich vier Superschlankmacher. Zitronen liefern auch Flavonoide, die Vitamin C im Körper recyceln und so um das 30fache wirksamer machen.

**126.** **Gehen Sie in die Apotheke:** Wenn Sie abnehmen wollen, können Sie Ihren Vitamin-C-Bedarf durch die Natur nicht decken. Für ein Gramm Vitamin C müssten Sie zwei Kilo Erdbeeren essen oder ein Kilo Zitronen. Tun Sie das?

**127.** **Nicht zu viel Vitamin C auf einmal:** Wenn Sie Ihr Vitamin C aus der Apotheke holen, dann nehmen Sie es über den Tag verteilt. Mehr als 500 mg auf einmal scheidet die Niere aus.

**128.** **Glauben Sie nicht nur an den Gemüsemann:** Zwar liefern Nüsse, Samen, Obst, Gemüse und Getreide Magnesium. Doch heute leider nicht mehr genug.

*Tomatensaft: eine hohe Dosis Lebensenergie*

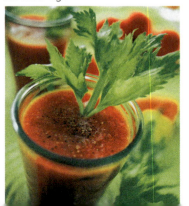

Boden und Grundwasser sind arm an dem Mineral. Sie bräuchten 11 Bananen oder 1,4 Kilo Kartoffeln, um den Bedarf an 400 bis 600 Milligramm Magnesium zu decken. Gehen Sie zum Gemüsemann *und* zum Apotheker.

### *Flüssigkeit*
### *Zapfen Sie die richtige Tankstelle an*

> Wer nicht trinkt, hat schon verloren. Gesundheit schwindet, Konzentration auch – nur die Pfunde wachsen.

**129.** **Trinken Sie täglich mindestens drei Liter:** Das schützt den Körper vor der dick machenden Insulinresistenz und vor Übersäuerung. Sie macht chronisch krank, die Haut altert schneller, das Fett bleibt auf der Hüfte liegen.

**130.** **Trinken Sie, bevor der Durst kommt:** Durst heißt: Notsituation. Der Körper schraubt den Stoffwechsel runter. Studien zeigen: Wer zu wenig trinkt, nimmt im Jahr ein Kilo zu.

**131.** **Trinken Sie, wenn der Hunger kommt:** Wasser, Apfelschorle, Tee vertreiben den Appetit und füllen den Magen.

**132.** Trinken Sie vor dem Walken oder Laufen 0,5 Liter: Wenn Sie länger als 30 Minuten unterwegs sind, nehmen Sie sich etwas zum Trinken mit, oder laufen Sie eine Tankstelle an.

**133.** Trinken sie schon morgens 1,5 Liter: Studien zeigen: Wer weniger trinkt, verliert drastisch an Arbeitslust und Konzentration.

**134.** Trinken Sie zu Kaffee oder Wein immer die doppelte Menge Wasser: Denn Coffein und Alkohol dehydrieren den Körper. Das wollen Sie nicht.

**135.** Bitte mit Mineralien: Läufer und Abnehmwillige achten auf 300 mg/l Kalzium und über 100 mg/l Magnesium im Mineralwasser.

**136.** Das ideale Sportlergetränk: Apfelsaftschorle liefert Magnesium und Kalium und Fruchtzucker. Den GI drittelt man am besten mit der doppelten Menge Wasser.

**137.** Ideale Vitalstoffduschen: Säfte. Gemüsesäfte geizen mit Kalorien und halten rundum gesund. Täglich ein Glas frisch gepresster Fruchtsaft füllt Vitamintanks auf.

**138.** Tägliches Muss: Ein Glas Tomatensaft. Das beste und gesündeste Anti-Stress-Elexier ist zudem ein probates Krebsschutzmittel.

**139.** Ein Gläschen Wein ist okay: Es verlängert das Leben – mit sekundären Pflanzenstoffen und Genuss. Wählen sie eine trockene Sorte. Denn süßer Wein hat einen hohen GI.

**140.** Kaffee kurbelt die Fettverbrennung an: Zwei Tassen täglich sind gesund. Aber nur, wenn Sie ein großes Glas Wasser dazutrinken.

**141.** Hoch die Tassen gilt für Tee: Seine Mineralien (z. B. Mangan und Chrom) und sekundären Pflanzenstoffe locken Schlankhormone und kurbeln die Fettverbrennung an.

**142.** Diese Tankstellen zapfen Sie nicht an: Fruchtnektar, Isodrinks, Cola-Getränke, Limonaden, Light-Getränke und Hochprozentiges.

**143.** Bier passt nicht ins schlanke Leben: Sorry, aber wenn Sie die Kilos loswerden wollen, sollten Sie die Maß im Biergarten lassen. Bier hat einen höheren GI als Zucker und hilft Fett horten.

# Nachschlag

## Briefe und E-Mails an Dr. Strunz

### G. H., Hohendodeleben:

»Seit 1. November 1998 laufe ich täglich (jeden Tag) 30 Minuten nach Ihrer Empfehlung, leicht, froh, locker.
Zu mir: 58 Jahre alt, 1,70 Meter groß, 88 Kilogramm, Verkaufsdirektor, Dipl.-Ing. (FH), verheiratet, Optimist.
Ergebnis (25.11.98):
- Blasen an den Hacken.
- Superwohl fühlen den ganzen Tag, bis abends hin.
- Tolle Einfälle während des Laufes, viele neue Ideen, die sofort danach notiert werden.
- Moderates Umstellen auf Lebensmittel, viel Obst, Körner, Säfte usw.
- Nach anfänglichem Muskelkater im Brustkorb und leichten Beschwerden an der Wirbelsäule Einpendeln auf weiche Lauftechnik (zwischen Laufen und Gehen) und Nutzen besseren Schuhwerks, jetzt ist es o.k.
- Leichte Suchterscheinungen, d. h. Drang nach Laufen!
- Zirka vier Kilo abgenommen (in 25 Tagen), aber ohne Hektik und Zwang, sozusagen nebenbei!

Ziel: Steigerung auf 45 Minuten Lauf täglich, Abbau des Körperfetts, Zielgewicht zirka 70 Kilogramm.
Tendenz: Positiv, tägliche Kontrolle, Ziel wird erreicht. Danke also für den Kick.«

### R. S., Markkleeberg:

»Mit diesen Zeilen möchte ich mich für Ihr Seminar (1998 in München) bedanken, da es in meinem Leben eine ›Wende‹ bewirkte. 1998 litt ich zunehmend unter Kopfschmerzen als Folge von Bluthochdruck. Mein Arzt kritisierte die Blutwerte und empfahl eindringlich eine Reduzierung meines Körpergewichts. Nunmehr – nach einem Jahr Anwendung Ihrer Methode – möchte ich Sie kurz über die erreichten Ergebnisse informieren, vielleicht sind Sie von Interesse für Sie?! Mein Körpergewicht sank von 109 auf 90 Kilogramm, der Körperfettanteil von 33 Prozent auf 22 Prozent. Während einer kürzlich vorgenommenen Nachuntersuchung gratulierte mein Arzt zu den Blutwerten, welche alle wieder in Ordnung sind. Gleiches gilt für meinen Blutdruck.«

### H. K., Bergisch Gladbach:

»Na ja, eigentlich, dachte ich mir, kann der mir nichts Neues erzählen, da ich zu diesem Zeitpunkt schon mehrere Marathonläufe und Triathlonwettbewerbe bestritten habe. Doch ich musste feststellen, dass schon nach zwei bis drei Tagen die Wirkung einsetzte. Ich fühle mich fit und energiegeladen, Schlaf benötige ich weniger und mein Gewicht hat sich auch verringert.«

### M. R., Altdorf:

»Mittlerweile habe ich auch meine Freundin überzeugt, sie ist richtig süchtig geworden. Wir laufen und reden und merken gar nicht, wie die Zeit vergeht, ums Rumschauen sind wir eine Stunde unterwegs. So schlagen wir zwei Fliegen mit einer Klappe, wir tun was für unsere Gesundheit und für unser Kommunikationsbedürfnis.«

### E. R:

»Endlich geschafft!
Nach vielen Jahren Diätelend habe ich vor 12 Monaten das forever-young-Programm angefangen: 56 Kilos sind weg! Und es sollen noch mehr werden und ich bin fitter und gesünder denn je.«

### H. B., Lechbruck am See:

»Sehr geehrter Herr Dr. Strunz, (...) Als ich im Oktober 1998 auf dem Erfolgsforum in der Mainzer Rheingoldhalle war, hat mich ihr flammender Vortrag sehr begeistert und motiviert. Ich war damals in einer für diese Inhalte auch sehr empfänglichen Situation: 130 Kilo Körpergewicht, Kleidergröße 58, jahrzehntelange (negative) Erfahrungen mit Diäten. Ich hatte zu dem damaligen Zeitpunkt sicher schon mehrere dutzend Kilo Körpergewicht erfolgreich ab –, aber leider auch wieder zugenommen – war ein lebendiges Jo-Jo! Ihre metaphorische Darstellung von Bewegung und Ernährung eröffnete mir eine damals völlig neue Sichtweise – ich laufe nicht, um eine Wurstsemmel (Kilokalorien) zu verbrennen, sondern um meine Körperchemie (Stoffwechsel) dauerhaft zu verändern und so zu einer Fettverbrennungsmaschine zu werden. Ich habe mir daraufhin am Bücherstand Ihre kleinen Büchlein ›Der Weg zu Kreativität und Höchstleistung‹ sowie ›Schlank und fit für immer‹ gekauft und diese auf dem Heimweg im ICE sofort gelesen.

Am darauf folgenden Montag habe ich mir sofort eine Pulsuhr und Laufschuhe gekauft und bin jeden Tag mit damals noch 130 Kilogramm Gewicht und einem Körperfettanteil von gut über 40 % in der (schützenden) Dunkelheit der Nacht gelaufen (sofern dieser Begriff überhaupt für die damalige Art der Fortbewegung verwendet werden kann). Ich habe mit ganz kleinen Zeitabschnitten angefangen und dies dann sukzessive gesteigert. Nebenher hatte ich auch nach und nach meine Ernährung nach Ihren Empfehlungen (viel Obst, Gemüse, Eiweiß, Vitamine etc.) umgestellt. Wie die Geschichte weitergeht, können **Sie** sich sicher vorstellen, für mich und meine Mitmenschen war es allerdings eine schier unglaubliche Erfolgsstory.

Ich habe im Zeitraum vom Oktober 1998 bis Mai 2001 insgesamt **50 Kilogramm** (diese magische Zahl wollte ich gerne weiterreichen) abgenommen und habe das Gewicht auch seit diesem Zeitpunkt problemlos gehalten. Ich bin seit Oktober 1998 zu einem Dauerläufer geworden, laufe fast jeden Tag, zu jeder Tages- und Nachtzeit, bei jeder Witterung mindestens eine dreiviertel Stunde. Meine Ernährung habe ich auch umgestellt, leider noch nicht ganz so konsequent, wie dies wünschenswert wäre. Die Verblüffung in meinem privaten, aber auch im beruflichen Umfeld (das Bildungshaus, in dem ich tätig bin, besuchen im Jahr ca. 10 000 Menschen) war denkbar groß: Von Bemerkungen, ob ich denn noch einen älteren Bruder hätte bis zu ›Ja, ist denn der Herr B. gar nicht mehr hier tätig?‹ war die ganze Bandbreite dabei.

Von Kleidergröße 58 zu Größe 46, vom 130-Kilo-Koloss zum 80-Kilo-(Aus)dauerläufer, vom regelmäßig dahinkränkelnden Normalmenschen zu einem gesunden, vitalen, zufriedenen Zeitgenossen, von der Ameise zum Adler – das ist meine, in vieler Augen, schier unglaubliche Geschichte – aber sie stimmt! Hunderte von Menschen, die mich privat und beruflich kennen, konnten sich in den letzten Jahren von dieser wundersamen Metamorphose überzeugen!

Und weiter geht's: Im Mai 2001 habe ich meine jetzige Ehefrau kennen gelernt. Sie war einer der Menschen, die meine persönlichen Erfahrungen um das Laufen und Abnehmen genauer hören wollten. Ich habe sie zu einem ausführlichen Gespräch mit Probelauf eingeladen – und aus diesem zunächst einmalig gedachten Testtraining wurde am 22. 2. 2002 ein gemeinsamer Lebens-Lauf.

Ich möchte mich ganz herzlich bei Ihnen bedanken, dass Sie es durch Ihren durch und durch motivierenden und überzeugenden Vortrags- und Schreibstil geschafft haben, mich aus einem Teufelskreis von Diäten und persönlichen Frustrationen zu holen: forever young ist für mich kein plakativer Buchtitel, sondern eine neue, positive Lebenseinstellung geworden: Mit viel mehr Souveränität und Leichtigkeit den beruflichen und persönlichen Alltag bestreiten zu können, mehr Überblick zu haben und die scheinbar schweren Dinge im Leben viel überschaubarer und gelassener betrachten zu können.

Ich könnte Ihnen noch viele Seiten von meinen Erfahrungen berichten, z. B. von meiner äußerst positiven gesundheitlichen Entwicklung (vom dauerhaften Bluthochdruck zum Normalwert – ohne Medikamente, von Cholesterin 220 auf 150 usw.) – aber dies würde diesen Rahmen sprengen. (…)«

### E.V., Duisburg:

»Sehr geehrter Herr Strunz! Meine Tochter (31) lieh mir (51, erhebliches Übergewicht) Ihre Bücher am Muttertag dieses Jahres. Seit dem 27. 5. 02 laufe ich (zunächst Powerwalking, mit dem Ziel, später zu joggen) täglich fünf Kilometer, und zwar nach Ihrer Anleitung (auch die Ernährungsweise). Auf diesem Weg möchte ich mich bei Ihnen für mein neues Lebensgefühl bedanken. Bis jetzt habe ich 8 $^{1}/_{2}$ Kilo ohne zu HUNGERN abgenommen und weiß jetzt, dass ich wirklich in ein paar Monaten wieder in Größe 38 passen werde.

Eigentlich hatte ich schon aufgegeben und kann es nicht fassen, dass es so einfach ist, auf normalem Weg fröhlich lächelnd abzunehmen.

Herzlichen Dank nochmals.«

## Nachschlag

**A. und T. P., Neustadt an der Orla:**

»… Wir haben uns an Ihre Strategie gehalten und haben unser ganzes Leben verändert. Wir haben alle Ihre Bücher über Laufen und über Ernährung gelesen und für uns umgesetzt. Ich (Frau P.) hatte früher als Maximalgewicht 98 kg und wollte ständig abnehmen. Ich habe bereits viele Diäten durchgeführt, bei denen ich fast immer abgenommen hatte, aber nach jeder Diät habe ich mehr zugenommen, bis ich mich auf meine 98 kg gehungert hatte. Da ich früher sehr sportlich war, konnte ich mich damit nicht abfinden. Seit zwei Jahren habe ich mich mit Ernährung beschäftigt und mich sportlich betätigt. Ich habe begonnen, mit einem Heimtrainer zu trainieren, da ich zum Joggen noch zu schwer war, und bin auf ca. 80 kg bis Ende 2000 gekommen. Ab Januar habe ich dann mit Walking begonnen. Ab 1. Februar 2001 habe ich zu joggen begonnen. Ich hatte einen großen Vorteil, dass mein Mann bereits seit Oktober gejoggt ist und mich ebenfalls im Februar dazu überzeugt hatte. Ich bin selbständig eine Stunde früh und eine Stunde abends gejoggt, was ich heute auch noch mache, und bin auf 68 kg gekommen…«

**O. D., Pfullingen:**

»Lieber Dr. Strunz, nochmals herzlichen Dank für die umfassende Beratung in Ihrer Praxis. Es hat mich sehr gefreut, wie Sie sich Zeit genommen haben, um mir auf meinem Weg zu vollkommener Gesundheit weiterzuhelfen. Die erste Woche Training ist sehr gut verlaufen und ich habe ca. 2,5 bis 3 kg abgenommen, das heißt von 108 auf 105 kg, allerdings schwankt der Fettanteil zwischen 28 und 29 Prozent. Gespannt bin ich heute schon auf meine Blutwerte, vor allem ob das Problem nur am Puls oder auch an den Werten liegt. Jedenfalls werde ich weiter meine Runden drehen (gestern waren es 2 Std.) und mich gesund laufen. Lieber Dr. Strunz, ich wünsche Ihnen weiterhin viel Erfolg, stets ein glückliches Händchen mit Ihren Kritikern, sie werden es sicher noch lernen! Alles Gute.«

**U. M., Callenberg:**

»Herrn Dr. Strunz lernte ich erstmals auf einer Veranstaltung der Deutschen Vermögensberatung kennen. Seit dieser Zeit bin ich von seiner Art und seinen Ansichten fasziniert. Jetzt habe ich mir sein Buch ›die diät‹ gekauft. Einfach wunderbar!! Und es funktioniert. Habe in sechs Wochen sechs Kilo abgenommen.«

**P. P.:**
»(...) Der lebende Beweis für die so genannte ›Hormonthese‹ des Dr. Strunz ist meine Freundin. Sie wog 100 kg bei einer Größe von 1,70 m und nahm durch keine Diät ab, auch sonst fühlte sie sich unwohl, selbst die Wunderpille Xenical schlug nicht an. Nach langen Fehlversuchen fand sie endlich einen Internisten, der ihren Hormonspiegel gemessen hat und ihr erklärte, dass sie bei diesen Werten nie abnehmen würde. Er hat ihr eine Hormontherapie verschrieben, und siehe da, inzwischen wiegt sie 75 Kilogramm. Tendenz weiter sinkend. Ich habe ihr ›die diät‹ geschenkt und sie ist total begeistert. (...)«

**Dr. Alexander Hierl, Arzt an der Universität München (LMU):**
»Meine Verlobte hatte schon das Buch ›forever young‹ verschlungen, das in ihr eine Begeisterung fürs Laufen erzeugte, die jetzt auch auf mich übergesprungen ist. Nur als Beispiel: Der Münchner Stadtlauf hatte uns vorher nie interessiert – jetzt nehmen wir beide daran teil.
An dem Buch ›Die Diät‹ gefällt mir besonders die ›köstliche‹ Art und Weise, wie Herr Kollege Strunz das Thema ›Ernährung und Sport‹ angeht. Seine lockerleichte Art löst im Leser (Anm.: man beachte hier die Alliteration) eine Begeisterung zur körperlichen Betätigung aus, die in unserer bequemen, unmotivierten und bewegungsarmen Welt so notwendig ist.
Die ›Fettsucht‹ wird ja eigentlich als etwas Unerfreuliches empfunden, dem Betroffene mit Hilflosigkeit und Lähmung beggnen (sprechen Sie mal einen Dicken auf sein Gewicht an und beobachten Sie dessen Gesichtsausdruck). Deshalb liegt es an den Ratgebern, ein positives Gegengewicht aufzubauen, Motivation zu erzeugen, zur Aktivität anzustacheln, einen Lichtblick zu schenken, eine Vision zu vermitteln. Und das zeichnet Herrn Dr. Strunz ganz besonders aus.
Erwähnen möchte ich noch die umfangreichen ernährungswissenschaftlichen Fakten und Zusammenhänge, die auf erfrischende Art und Weise dem Leser in ›Die Diät‹ vermittelt werden. Rundherum ein sehr gelungenes Buch, das mir viel Freude bereitet hat!
In unserer Arbeit an der Uni sammeln wir Material, um ein Konzept zur Ernährungsberatung zu erstellen. Die Veröffentlichungen von Herrn Strunz geben uns dazu willkommene Anregungen.«

## Kundenrezensionen zu »die diät« aus www.amazon.de:

### S. K., Immendingen:

»Mit diesem Buch kann man es wirklich schaffen!! 14. April 2002: Die Idee von ›die diät‹ ist gut: Zunächst einmal wird man ausführlich und kurzweilig mit der Theorie bekannt gemacht. Anschließend beginnt man sich zu bewegen und seinen Stoffwechsel anzukurbeln. Und erst dann beginnt die Diät: An einem Tag isst man wenig, am nächsten genug, dann wieder wenig… Und wenn man nach 2–10 Wochen sein Fett weg hat, hält man sein Gewicht auch leicht. Volle Motivation, kein Jo-Jo-Effekt, kein Stress – und kein gewöhnliches Diät-Buch.

### schnuppe2507, Grevenbroich:

»Strunz hat mich wieder mal überzeugt! 4. April 2002: Mit einer gewissen Spannung habe ich das neue Buch von Strunz erwartet und ich kann sagen, daß ich nicht enttäuscht wurde. Im bekannt kurzweiligen ›Strunzstil‹ werden dem Leser in sehr ansprechender Aufmachung Ernährungsfragen und Lösungen dargeboten. Als aktiver Läufer gehe ich jedoch gerade mit dem Kapitel übers Laufen, Lauftechniken etc. nicht konform mit Herrn Strunz, dies jedoch tut dem Lesespaß keinen Abbruch. Abgerundet wird mein positiver Eindruck durch die Vielzahl von Rezepten, welche es ermöglichen, ohne die sonst so nervige Zutatensuche und -käufe, eine schmackhafte und ausgewogene Ernährung zu gewährleisten.«

### j. h., Berlin:

»Nicht schon wieder ein neues Buch vom ›Fitness-Papst‹, dachte ich zuerst. Doch meine Neugierde siegte, und so kaufte ich auch dieses Buch von Herrn Dr. Strunz. Dieses Buch fasst wirklich ALLE Aspekte des gesunden Lebens zusammen, erklärt die Hintergründe, und motiviert ungemein, seine Ernährung/sein Leben entsprechend umzustellen. Interessant sind vor allem die vielen beschriebenen Ergebnisse neuer Studien über gesunde Ernährung (›Ach so, das darf ich auch essen?‹). Berücksichtigen sollte man allerdings, dass eine Umstellung nach ›Die Diät‹ nicht ganz billig ist. Sowohl die Blutuntersuchungen sind teuer (nicht alle Werte werden v. d. Kasse gezahlt), als auch die vielen zusätzlichen Nahrungsergänzungsmittel, die bei Bedarf empfohlen werden, kosten viel Geld. Aber, und das ist wohl das Wichtigste, alles, was Herr Dr. Strunz uns so spielend näher bringt, macht sehr viel Sinn und ist wissenschaftlich bewiesen.«

### T. Frey:

»Servus, am 10. 8. habe ich mit der Strunz-Diät begonnen, heute am 12. 9. Bin 19 Kilo leichter. 10 kg habe ich mir vorgenommen und die werde ich sicherlich schaffen. Das bedeutet ich habe im Schnitt 1,5 kg pro Woche abgenommen. Obwohl ein paar Grill- und sonstige Feiern nicht zu vermeiden waren. ( ich habe also auch gesündigt!), sowie ein zweiwöchiger Urlaub, wo ich wirklich alles gegessen habe, worauf ich Lust hatte. Gut der Urlaub war in den Bergen und ich habe fast jeden Tag Touren gemacht, also auch ordentlich wieder verbrannt. Nach dem Urlaub war ich zwar wieder 2 kg schwerer, die führte ich aber auf Wasser (wg. normaler Ernährung) und mehr Muskeln zurück. Bin dank Bergtouren so fit wie noch nie, kann jetzt endlich mit Speed laufen (nicht nur traben), ohne über den Grenzpuls zu gehen und das macht wirklich Spass. Also mein Tipp: Sich genau ans Strunz-Buch halten, sich von niemandem volllabern und gute Ratschläge, die nicht im Buch stehen,  geben lassen, jeden Morgen (ich starte um 5:30) kurz unterm Grenzpuls laufen/walken/steppen (was auch immer) und keine Ausreden (6,5 h Schlaf sind aus medizinischer Sicht genug, also kann man die 1/2 Stunde Sport schon machen), dann schmerzen einzelne Ausrutschertage nicht und die Kilos purzeln.«

### M. von Elmpt:

»Hallo, bei mir hat es funktioniert. 17 kg in 68 Tagen. Das sollte Motivation genug sein!«

## Literatur

Arndt, Klaus, Albers, Torsten: **Handbuch Protein und Aminosäuren.** Novagenics Verlag, Arnsberg.
Carper, Jean: **Nahrung ist die beste Medizin.** Econ Taschenbuch Verlag, Düsseldorf.
Crenshaw, Theresa L.: **Die Alchemie von Liebe und Lust. Hormone steuern unser Liebesleben.** Deutscher Taschenbuchverlag, München.
Elmadfa, Prof. Dr. Ibrahim: **GU Kompass Nährwerte.** Gräfe und Unzer Verlag, München.
Frigo, Prof. Dr. Frigo und Edelbacher, Ingrid: **Die Frau der Zukunft.** Überreuter, Wien.
Harland, Simone und Wenzel, Dr. Axel F.: **Superhormon DHEA.** Messidor Verlag, Stuttgart.
Hopfenzitz, Petra: **GU Kompass Mineralstoffe.** Gräfe und Unzer Verlag, München.
Huber, Johannes und Worm, Alfred: **Länger leben, später altern.** Verlag Wilhelm Maudrich, Wien.
Kunsch, Konrad und Steffen: **Der Mensch in Zahlen. Eine Datensammlung in Tabellen mit über 20 000 Einzelwerten.** Spektrum Akademischer Verlag, Heidelberg und Berlin.
Metka, Dr. med Markus und Haromy, Dr. rer. nat. Tuli P.: **Der neue Mann. Das revolutionäre Anti-Aging-Programm.** Piper Verlag, München.
Root, Waverly: **Das Mundbuch. Enzyklopädie alles Eßbaren.** Eichborn Verlag, Frankfurt am Main.
Sears, Barry: **Das Optimum. Die Sears Diät.** Econ Verlag, München.
Strunz, Dr. med Ulrich: **die diät.** Heyne Verlag, München.
Strunz, Dr. med Ulrich: **Forever Young, Das Ernährungsprogramm.** Gräfe und Unzer Verlag, München.
Strunz, Dr. med Ulrich: **Forever Young, Das Erfolgsprogramm.** Gräfe und Unzer Verlag, München.
Strunz, Dr. med Ulrich: **Forever Young, Das Leicht-Lauf-Programm.** Gräfe und Unzer Verlag, München.
Unger-Göbel, Ulla: **GU Kompass Vitamine.** Gräfe und Unzer Verlag, München.
Watzl, Bernhard und Leitzmann, Claus: **Bioaktive Substanzen in Lebensmitteln.** Hippokrates Verlag, Stuttgart.
Worm, Nicolai: **Syndrom X oder Ein Mammut auf den Teller! Mit Steinzeitdiät aus der Ernährungsfalle.** Hallwag Verlag, Bern und München.

## Bildnachweis

**Boxler, Frank** 14 r., 14 mi.r., 24 u.r., 24 u.l., 25 mi., 37, 64, 67, 69, 70, 74, 75, 76, 78, 79, 80, 81, 82 l.+r., 84, 88, 89, 90, 91, 92, 93, 95, 96, 97, 98, 99, 100, 117, 118, 119, 123, 124, 127, 128, 130, 132, 135, 140, 150, 156, 160; **Corbis** 66; **Dpa** 32; **Hasenkopf, Jürgen** 136, 139; **Imagebank** 47; **Informationsgemeinschaft Olivenöl, München** 56, 114 u., 152 mi.; **Jochen Grün** 63; **Photodisc** 120; **Plewinski, Antje** 14 l., 14 mi.l., 17, 24 o.l., 24 o.r., 25 o., 26, 52, 54, 60, 82 mi., 102, 103, 104 l., 107, 109, 110, 141, 142, 148, 164; **Riech, Jens** 18, 23; **Silvestris** 34; **Sörgel, Julia** 9, 61, 73; **StockFood** 49 r., 152 l.; **Südwest Verlag** 25 u., 41, 43 l.+mi., 44, 49 l., 59, 104 r., 105, 106, 108, 113, 114 o. r.+l., 115, 146, 149, 152 r., 153, 157; **Tanita** 30; **Vogel, Norbert** 20, 39, 43 r., 50, 55, 101, 162, 163; **Zefa, Düsseldorf** 10 (Meeke), 12 (K+K), 29 (Cole)

## Sachwörterverzeichnis

**A**
Acrylamid 51
Adrenalin 36
Aktivprogramm 82, 94, 119f.
Altmacher 46
Antriebshormone 27
Atmung 77f., 122, 159

**B**
Bier 63, 165
Bio-Impedanz-Analyse 29
Blitzdiät 13
Blutbild 31
Blutfett 49
Bluthochdruck 18
Blutzuckerspiegel 51f.
BMI (Body-Mass-Index) 86, 136
B-Vitamine 147

**C**
Calcium 40
Carnitin 9, 16, 19, 40f., 46ff., 49, 103, 112, 147
Chrom 40
Cortisol 34ff., 140, 159f.
Cystein 110

**D**
Dehnen 95ff.
DHEA (Dehydroepiandrosteron) 36
Diabetes 49, 56ff.
Dickmacher 54f.
Dinner-Canceling 35
Dopamin 27, 36

**E**
Eicosanoide 36, 59, 151f.
Eiweiß 8, 13, 16, 19, 42ff., 45f., 81, 147ff., 156
Eiweißbremse 45
Eiweißpulver 46, 103, 145
Eiweißshake 16f., 25, 28, 101, 103, 110, 145
Eiweißverlust 41

**F**
Fernsehen 13
Fett 151
Fettnäpfchen 151ff., 154f.
Fettsucht (Adipositas) 11, 12
Fettverbrennungsmaschine 30f., 68
Fettwaage 30
Fisch 16, 53, 146
Fitness-Typ 86
Flexband 66, 98
Flüssigkeit 164ff.
Fruchtsaft 61

**G**
Gemüsetyp 101, 114
GI (Glykämischer Index) 52, 141ff., 144ff.
Glukagon 37
Glukosetoleranz-Test (OGGT) 141
Glycin 110
Grenzpuls 76ff., 79

**H**
Harvard-Step-Test 86
Herzerkrankung 12, 49
High-Speed-Stoffwechsel 60
Histidin 110
Hormone 14
Hormon-Ersatztherapie 14

**I**
Insulin 12, 21, 35, 37, 50f., 116, 149
Insulinresistenz 51, 142
Isoflavonoide 112
Isoleucin 110

**J**
Jod 40, 158
Jo-Jo-Effekt 22, 39, 82

**K**
Kaffee 62, 165
Kalium 40
Kilo-Erfolg 28
Kohlenhydrate 11, 50, 57ff.
Kopfkino 65
Körperchemie 72

**L**
Laktatspiegel 31, 78, 94
Leptin 37
Leucin 111

Luis Trenker 33
Lysin 111

## M
Magic-Fruitmix 16f., 24, 101, 107
Magnesium 40, 159, 161
Margarine 153
Melatonin 38
Methionin 111
Muskel-Workout 82f., 98, 122f.

## N
Noradrenalin 27, 38, 160, 163
Nordic-Walking 12, 70ff., 91f., 117, 121
Nüchternlauf 83
Nüsse 152

## O
Obsttyp 102, 113
Olivenöl 56, 59, 102
Ölwechsel 56, 151
Omega-3-Fettsäuren 57ff.
Omega-6-Fettsäuren 57ff., 153
Osteoporose 53
Östrogene 38, 157

## P
Pasta 143
Phenylalanin 111
Phosphor 40, 163
Phytohormone 112
Power-Soup 16f., 24, 101, 104ff.
Power-Walking 118
Puls 75ff., 86, 116, 119, 122

## S
Sauerstoffüberschuss 33
Schilddrüsenhormone 38, 158
Schlankausstattung 80f.,
Schlankhormone 9, 42, 82, 98, 140, 145
Schlummertrunk 25, 149
Schmerzen 85
Selen 40, 158

Serotonin 38, 53
Somatische Intelligenz 67
Spiroergometrie 31, 78
Stockkauf 74
Stress 14, 63f., 73, 159

## T
Taillenumfang 30
Taurin 111f., 157f.
Tee 62, 162, 165
Testosteron 9, 35, 38, 40, 156
Thilo Komma-Pöllath 136ff.
Threonin 112
Tiefschlaf 64, 150
Trinken 60f., 162, 164
Tryptophan 112
Turbolader 72

## U
Übergewicht 8, 16, 18, 45

## V
Valin 112
Visualisation 24, 65
Vital-Fatburning 16, 24, 26, 28, 88f., 117
Vitalstoffe 14, 16, 161f.
Vitamin B 40
Vitamin C 159, 164
Vitamin D 40

## W
Wachstumshormon 9, 35, 38f., 58, 148f.
Walking 26, 88f., 121
Wasser 60f., 102, 146, 163
Wein 63, 162, 165
Würzideen für Power-Soup 105f.

## Z
Zink 35
Zitrone 25, 44
Zuckerfaktor 141
Zyklus 115